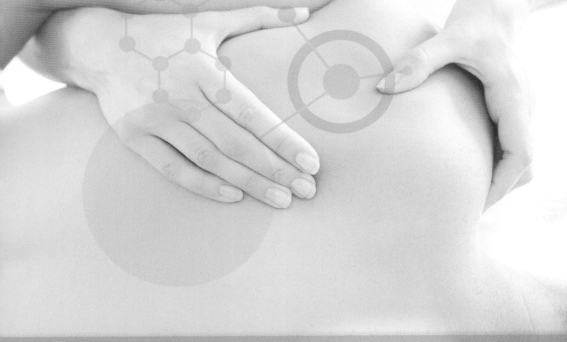

이해하면 보이는

어깨치료
A·B·C

대표저자 **조성형** 외 20인

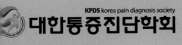

KPDS korea pain diagnosis society
대한통증진단학회

군자출판사

이해하면 보이는 어깨 치료 ABC

첫째판 1쇄 인쇄 | 2016년 7월 28일
첫째판 1쇄 발행 | 2016년 8월 3일
첫째판 2쇄 발행 | 2021년 6월 10일

지 은 이 　 조성형 외 20인
발 행 인 　 장주연
출 판 기 획 　 군자기획부
편집디자인 　 군자편집부
표지디자인 　 김재욱
제 작 담 당 　 이순호
발 행 처 　 군자출판사(주)
　　　　　 등록 제4-139호(1991. 6. 24)
　　　　　 본사 (10881) **파주출판단지** 경기도 파주시 회동길 338(서패동 474-1)
　　　　　 전화 (031) 943-1888 　　　　팩스 (031) 955-9545
　　　　　 홈페이지 | www.koonja.co.kr

ISBN 979-11-5955-073-7

정가 40,000원

머리말

2015년 봄 대전에서 대한통증진단학회라는 이름을 가지고 처음으로 강의 했던 내용을 토대로 여러 선생님들의 도움을 통해 지금의 책이 나오게 되었다. 당시 강의주제는 "어깨의 진단과 접근법"으로 Dr.Cho's concepts에 어깨파트에 관한 상당 부분을 네다섯 시간에 걸쳐 강의하였고 짧은 시간동안의 강의로 인한 이해의 어려움을 덜어주고자 하는 생각이 집필의 동기가 되었다.

무엇보다 개인적인 생각보다는 이 책을 처음 접하는 이들의 이해와 설명을 돕고자 하는 말로 머리말을 끝내고자 한다.

어깨 통증의 진단과 치료를 질환별로 나누어서 구조적(Structural)으로 접근하는 것은 기존의 정형외과적 수술이나 주사요법(Prolotherapy나 스테로이드주사 등)에서 한계를 잘 드러내기에 본서에는 생역학적(Biomechanical)인 원인에 따라 어깨 통증의 기능적 접근법(Functional approach)을 소개하게 되었다.

어깨 통증에 있어 지금껏 간과되어왔던 관절와상완관절(Glenohumeral joint)의 관절낭 긴장(Capsular tightness)에 초점을 맞추어 외부 충돌증후군(External impingement)에서 오십견(Frozen shoulder)까지를 통틀어 원인적 접근에 입장에서 설명하게 되었다. 그리고 기능적 접근법만으로는 치료하기 힘든 내부 충돌증후군(Internal impingement;SLAP)과 만성적인 어깨 불안증(Shoulder instability)은 본서에서 배제하게 되었다.

분명 기능적 접근법에 관해서 기술하였지만 정형외과적 수술이나 내과적 처방과 같은 구조적 문제에 관한 중요성을 간과해서는 안될 것이다.

실제 국내외를 막론하고 어깨 통증에 접근에 있어 진단을 통한 교정과 추나(Manual or manipulative therapy)에 관계된 자료들이 미비하여 Dr.Cho' concepts를 기반으로 지금의 통증교정서를 집필하게 되었다. 또한 근육학과 정형의학적 치료접근은 집필에 참여한 여러 선생님들의 의견이 있어 간단하게나마 정리하게 되었으니 기능적 접근을 하고자하는 본서의 성격에 오해가 없었으면 한다.

이 책에서는 최신 한글 의학용어보다는 옛 용어를 사용하였는데, 이는 현재의 임상가들에게 익숙한 용어를 사용하는 게 본 서적을 이해하기 쉬울 것이라 생각했기 때문이다. 또한 의학용어를 표기할 때 가

급적 영문/한글표기 순서를 유지하고자 하였으나 독자가 자연스럽게 글을 읽고 이해하는 범위에서 영한 병용표기의 순서를 바꾸거나 하나만 표기하기도 하였다.

또한 본서의 성격상 강의에 있어 이해하기 어려운 부분들을 정리한 것이기 때문에 형식적으로 참고문헌을 기술하기보다는 강의와 본서의 내용에 보다 집중하는 것이 중요하다고 생각하였다. 추후 개정판이 나오게 되면 부족한 부분을 수정·보완하면서 참고문헌 또한 정리하도록 하겠다.

Dr.Cho's concepts를 아래와 같은 분들께 추천합니다.
* 구조적인 접근법(Structural approach)에 한계는 느끼는 분
* 일차적 접근을 구조가 아닌 기능적 개념을 통해 통증을 접근하고자 하는 분
* 합리적인 접근법으로 생역학적인 접근(Biomechanical approach)을 원하시는 분
* 인대(Ligament laxity)나 근육(Muscle tightness)에 국한된 국소적 접근보단 경추-견갑-상완골 복
   합체(Cervico-scapulo-humeral complex)를 통한 전체적 접근을 원하시는 분
* 구조적 접근법을 통해 침법(Acupuncture or ims)이나 주사요법(Prolotherapy or nerve block)등에
   치료의 팁을 얻고자하는 분
* 경험적 치료에 앞서 원인적 진단과 치료를 고민하시는 분

마지막으로 10년 전이나 10년 후에도 통증은 블루오션이었고 앞으로도 그렇게 될 것이다. 그렇기에 근골격계 통증질환을 접근하기위해서 "Not How But Why"라는 생각아래 부단한 고민과 노력이 필요치 않을까 감히 생각된다. 양방에서 도수치료가 실비보험이 시행되었고 이제 한방에서도 2018년이면 한방추나가 급여화가 이루어지는 시점에서 나와 같은 고민을 함께 가지고 있는 분이라면 이제 한걸음씩 준비해나가는 것이 바람직할 것 같다.

대표저자 복수면허의사 조 성 형
MD,OMD(광주 마디척한의원추의원)

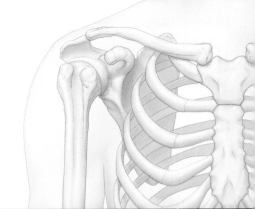

공동 저자

양 명 삼	OMD(하남 경희한의원)
이 동 광	MD,OMD(행복 의원/한의원)
서 국 장	OMD(한의학 박사)
김 양 섭	OMD(조은 한의원)
조 은 태	OMD(미담 한의원)
박 범 수	OMD(누리 동의보감한의원)
이 동 규	OMD(이동규 한의원)
박 대 정	OMD(백양사 한의원)
김 영 욱	OMD(김영욱 한의원)
김 기 범	OMD(경희궁 한방병원)
김 동 은	OMD(광주 자생한방병원)
윤 찬 열	OMD(광주 올바른 한의원)
강 동 민	OMD(청담 한의원)
김 현 진	OMD(바른몸 한의원)
양 민 호	OMD(운암 한방병원)
김 일 권	MD,OMD(경희 척척 한의원)
이 성 용	OMD(더 웰 한방병원)
홍 성 훈	MD,OMD(내과 전문의, 의학 박사)
김 유 진	OMD(잠실 자생한방병원)
문 지 혜	MD(내과 전문의)

도움을 주셨던 모든 선생님들께 감사드리고 이 책이 제자리를 잡기 위해 마지막 편집을 도와주셨던 양민호, 강동민, 김동은, 조은태, 김현진 선생님께 감사드립니다.

목 차

SECTION 3 진단과 치료

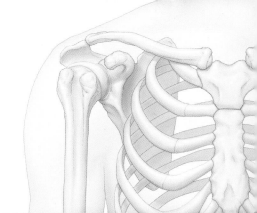

X

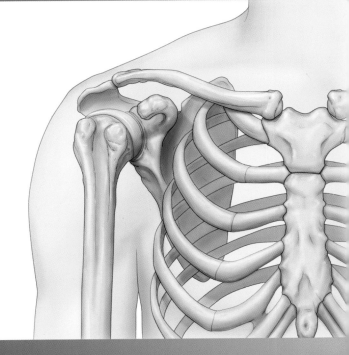

1. Bone, Joint

견갑대(Shoulder girdle)는 기본적으로 상완골(Humerus)과 견갑골(Scapula), 쇄골(Clavicle), 그리고 부착부이자 안정화구조인 늑골(Rib), 넓게 보면 흉골(Sternum)까지 여러 가지 뼈로 이루어져 있다. 관절구조는 흉쇄관절(Sternoclavicular joint), 견쇄관절(Acromioclavicular joint), 관절와상완관절(Glenohumeral joint, 일반적인 어깨관절), 견흉관절(Scapulothoracic articulation)의 4가지 관절로 이루어진다.

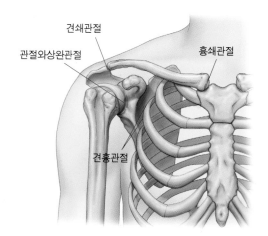

그림 1-1 어깨를 구성하는 골격(전)면

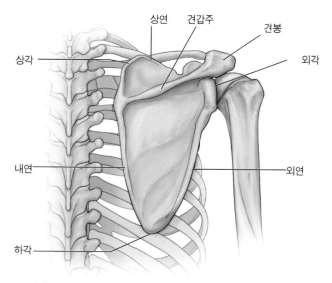

그림 1-2 어깨를 구성하는 골격(후)면

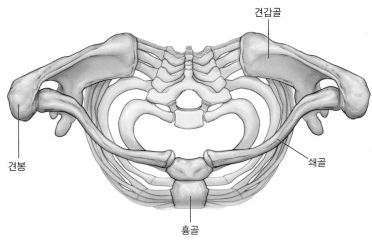

그림 1-3 어깨를 위에서 본모습

2. Bony landmarks

뼈에는 촉진을 위한 중요한 포인트가 몇군데 있는데 다음과 같다.

＊ 쇄골견봉단(Acromial end of clavicle): 견봉(Acromion)과 만나면서 견쇄관절(Acromioclavicular joint: 이하 AC joint=ACJ)을 구성한다.

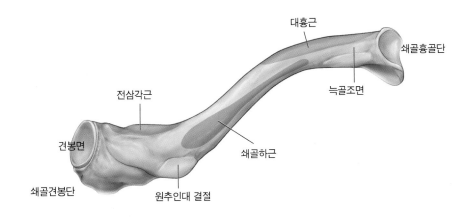

그림 1-4 쇄골의 세부구성

＊ 쇄골흉골단(Sternal end of clavicle): 흉골(Sternum)과 만나면서 흉쇄관절(Sternoclavicular joint: 이하 SC joint=SCJ)을 구성한다.

3

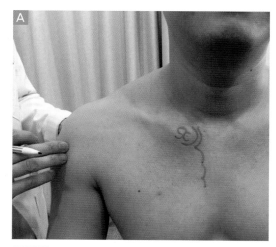 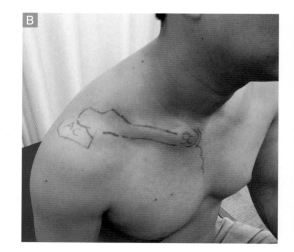

그림 1-5 A. 흉쇄관절, B. 견쇄관절

* 견봉(Acromion): ACJ, 오구견봉인대(Coracoacromial ligament), 견봉하공간(Subacromial space) 등을 촉지 하는 기준점이 된다.

* 오구돌기(Coracoid process: CP): 쇄골오구인대(Coracoclavicular ligament), 상완이두근 단두 (Biceps brachii short head), 소흉근(Pectoralis minor: Pm), 오구완근(Coracobrachialis: CB) 등 이 부착한다.

* 상완골 대결절(Greater tubercle of humerus): 극상근건(Supraspinatus tendon: SST)이 부착하고 후면으로 극하근건(Infraspinatus tendon), 소원근건(Teres minor tendon)이 부착한다.

* 상완골 소결절(Lesser tubercle of humerus): 견갑하근건(Subscapularis tendon)이 부착한다.

* 결절간구(Bicipital groove of humerus /intertubercular groove): 상완이두근건(Biceps tendon)이 지나간다.

* 견갑극(Scapular spine): 위로는 극상근(Supraspinatus: SS), 아래로는 극하근(Infraspinatus: IS)이 지나며 위쪽 면은 상부승모근(Upper trapezius: UT), 아래 면은 삼각근 중후부섬유(Middle & posterior part of Deltoid)가 부착하고 안쪽 면으로는 소능형근(Rhomboid minor: Rm)이 부착한다.

* 견갑골 상각(Superior angle of scapula): 견갑골의 가장 윗부분이며 상각내측으로 견갑거근 (Levator scapulae: LS)이 부착한다.

* 견갑골 하각(Inferior angle of scapula): 광배근(Latissimus dorsi: LD) 일부 섬유가 부착하며 바로 위로 대원근(Teres major: TM)이 부착하고 정상 견갑대라면 흉추7번(T7)의 극돌기(Spinous process)와 평행한 높이를 이루는 경우가 많다.

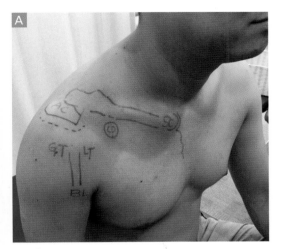 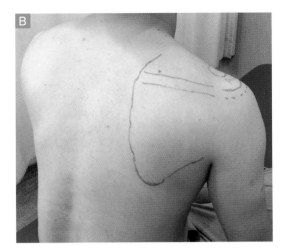

그림 1-6 A. 오구돌기, 상완골 대결절, 소결절, 이두건구 B. 견갑극, 견갑골 상각, 하각

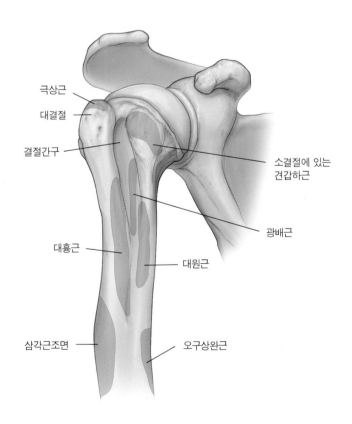

그림 1-7 상완골의 전면

5

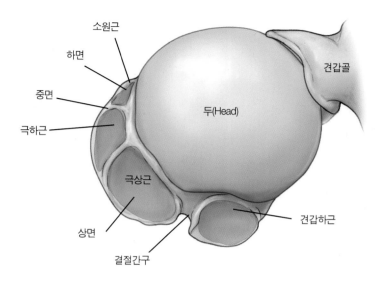

소원근
하면
중면
극하근
극상근
상면
결절간구
두(Head)
견갑골
견갑하근

그림 1-8 상완골의 상면

* 견갑골 내측면(Medial vertebral border of scapula): 외측(Dorsal side)으로는 대능형근(Rhomboid major: RM), 내측(Ventral side)으로는 전거근(Serratus anterior: SA)이 부착한다
* 견갑골 외측면(Lateral axillary border of scapula): 외측면 표면부 아래에서부터 대원근(Teres major: TM), 소원근(Teres minor: Tm), 삼두근장두(Triceps brachii long head)가 부착하고 내외측면 심층부 하단에서부터 견갑 하근(Subscapularis)이 부착한다.
* 상완골두 후면(Posterior part of humeral head): 외측으로 극상근(SS), 극하근(IS), 소원근(Tm)이 부착하며 견봉아래(Subacromion)로 자침 시 기준점이 된다

3. 인대(Ligament)와 관절낭(Capsule)

인대는 다음(그림 1-11)과 같은 구조를 이루고 있으며, 특히 관절와상완인대(Glenohumeral ligaments), 관절와관절순(Glenoid labrum)과 관절와관절낭(Glenoid capsule)은 관절와상완관절(Glenohumeral joint: GHJ)의 정적 안정화에 큰 역할을 하기 때문에 합쳐서 Static stabilizers of GHJ라고 부른다.

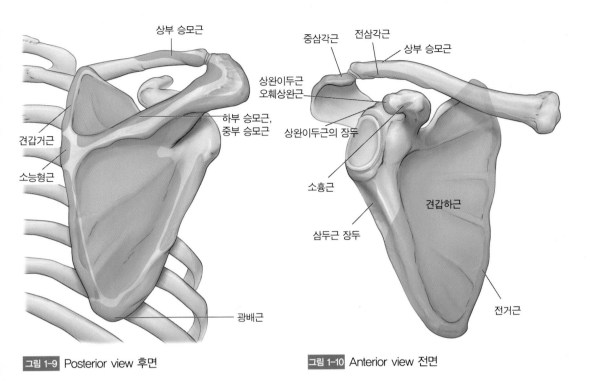

그림 1-9 Posterior view 후면

그림 1-10 Anterior view 전면

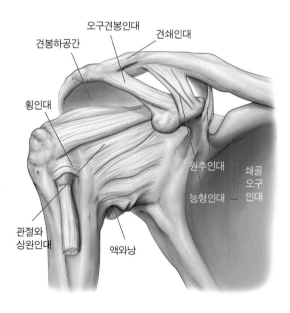

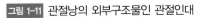
그림 1-11 관절낭의 외부구조물인 관절인대

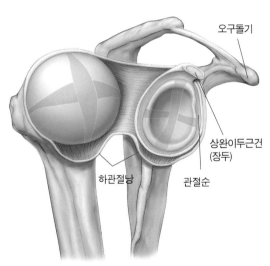

그림 1-12 관절면을 노출시키기 위해 관절을 개방한 오른쪽 관절와상완관절의 측면

4. 근육

1) 안정화 근육(Dynamic stabilizers)

(1) 견갑골 안정화 근육(Scapular stabilizers)

상중하부승모근(Upper & Middle & Lower trapezius), 대소능형근(Rhomboid major & minor), 견갑거근(Levator scapulae), 전거근(Serratus anterior), 쇄골하근(Subclavius), 소흉근(Pectoralis minor)

* 승모근(UT, MT, LT): 후두부 상항선(Superior nuchal line), 쇄골(Clavicle), 견갑골(Scapula) 견봉(Acromion)과 견갑극(Scapular spine)을 따라 넓게 붙는다. 그리고 밑으로 흉추 12번 극돌기까지 붙는다.

▷ 기시(Origin):
- UT-외후두융기(Occipital protuberance)~5경추극(Spinous of C5)
- MT-5경추극(Spinous of C5)~3흉추극(Thoracic spinous)
- LT-4~12 흉추극(Thoracic spinous)

▷ 종지(Insertion):
- 상부-견봉돌기(Acromion process), 쇄골외측 1/3
- 중부-견갑극 상연(Superior margin of scapular spine)
- 하부-견갑극 내측 1/3(Medial one third of scapular spine)

▷ 작용:
- 상부-견갑골의 거상(Elevation). 상방 회전(Upward rotation), 목을 동(Ipsilateral)측굴, 반대쪽 회전 보조, 목의 안정화에 작용. 목의 반대측(Contralateral)회전 제한 시, 동측(Ipsilateral)의 수동 회전(Passive rotation) 제한 시, 치료를 고려한다. 교통사고로 인한 목 손상 시 100%에 가까운 발통점이 유발되므로 꼭 치료한다.
- 중부-견갑골의 후인(Retraction), 팔의 굴곡(Flexion), 외전(Abduction)의 최대범위(End range)에서 견갑골 회전 보조
- 하부-견갑골의 하강(Depression). 상방회전(Upward rotation)

▨ 선별근육검사

* 상부 승모근: 환자는 앉은 자세를 취한다. 의사는 검사하고자 하는 근육의 반대편(우측)에 서서 환자의 몸을 받치고 지지한다. 환자는 좌측으로 목을 기울이고 의사는 좌측 어깨를 왼손으로 지지한 후 오른손으로 머리 왼편을 의사쪽으로 잡아당긴다. 환자는 왼쪽으로 머리를 밀면서 저항한다(그림 1-15B).

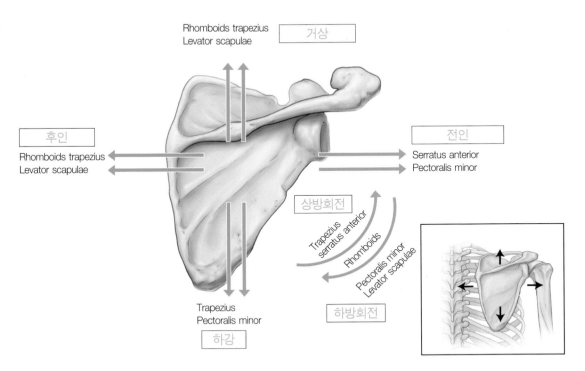

Rhomboids trapezius
Levator scapulae

거상

후인
Rhomboids trapezius
Levator scapulae

전인
Serratus anterior
Pectoralis minor

상방회전

Trapezius
serratus anterior

Rhomboids

Pectoralis minor
Levator scapulae

하방회전

Trapezius
Pectoralis minor

하강

그림 1-13 견갑골 운동에 따른 견갑골 안정화 근육들

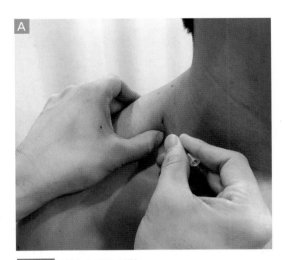

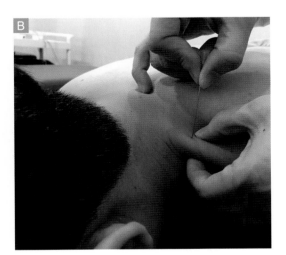

그림 1-14 상부 승모근 자침

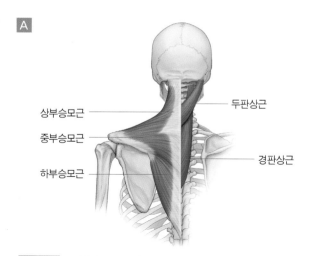
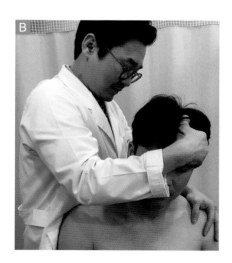

그림 1-15 A. 상부, 중부, 하부 승모근 , B. 상부 승모근 근육검사

상부승모근
중부승모근
하부승모근
두판상근
경판상근

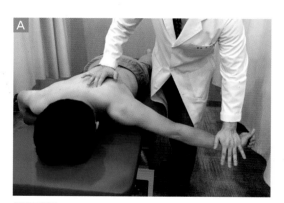
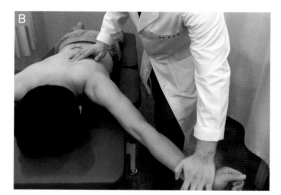

그림 1-16 A. 중부 승모근 근육검사(환자의 엄지가 상방을 향한다), B. 하부 승모근 근육검사(환자의 엄지가 상방을 향한다)

* 중부 승모근: 환자는 엎드린 자세를 취하고 팔을 90° 외전시킨 후 엄지손가락이 등쪽(Dorsal part)을 향하도록 치켜세운 자세에서 의사는 수평내전방향으로 힘을 주고 환자는 반대로 수평외전방향으로 저항하면서 버틴다(그림 1-16A).

* 하부 승모근: 환자는 엎드린 자세를 취하고 팔을 135° 외전시킨 자세에서 엄지손가락이 등쪽(Dorsal side)을 향하도록 치켜세운다. 의사는 배쪽(Ventral side)으로 누르는 힘을 가하고 환자는 반대쪽 등쪽(Dorsal side)으로 저항하면서 버틴다(그림 1-16B).

* 대소능형근(RM, Rm): Rm은 C7,T1 spinous에서 RM은 T2-5 spinous에서 기시하여 견갑골내측면(Medial border of scapula)으로 들어가므로 견갑골내측면의 안정화에 중요한 역할을 한다. Dorsal scapular nerve(DSN)의 지배를 받음과 동시에 단축 시 신경압박이 일어나기도 한다.

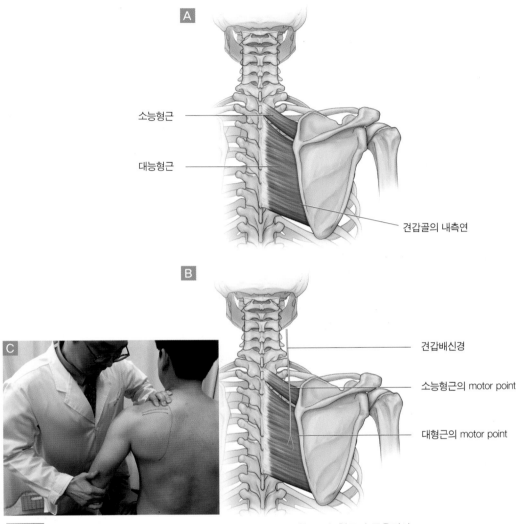

소능형근

대능형근

견갑골의 내측연

견갑배신경

소능형근의 motor point

대형근의 motor point

그림 1-17 A. 능형근의 해부도, B. 견갑배신경의 견갑배 신경의 포착, C. 능형근의 근육검사

* 선별근육검사: 환자는 팔꿈치를 90° 굴곡시킨 상태로 의사는 보조수로 환자의 어깨를 받치고 주
동수는 환자의 주관절 내측상과를 접촉한 후 외전방향으로 힘을 주고 환자는 내전방향으로 힘을
주면서 저항한다(그림 1-17C).

* 견갑거근(LS): 항강, 낙침(Stiff neck)에서 거의 모든 경우에 해결해 주어야 할 근육. 경추의 동
측회전과 신전을 일으키며 견갑골의 거상과 하방회전을 동시에 일으킨다. 목과 견갑골 내측으로
방산통(Cervicoscapular pain, Interscapular pain)을 일으키는 경우가 많으며 환자들은 병이

11

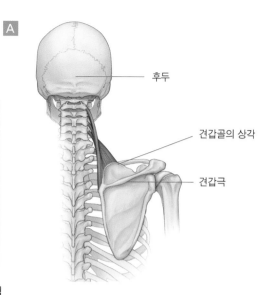

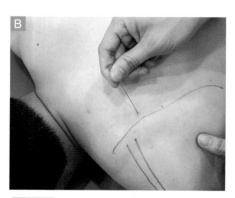

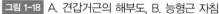

그림 1-18 A. 견갑거근의 해부도, B. 능형근 자침

들었다고 찾아오곤 한다. 실제 이런 경우 Cervical discodural compression에 의한 경우가 훨씬 많다. 신경지배: C3-5, DSN

＊ Hammer lock test: 엎드린 자세에서 어깨를 외전, 내회전, 팔꿈치는 굴곡시킨 채로 이완된 자세를 취해 손을 등에 올린 후 검사자가 팔꿈치를 누르면 팔꿈치가 바닥에 닿게 된다. 닿지 않으면 견갑거근 단축의심(그림 1-19A, B).

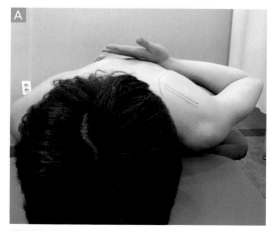
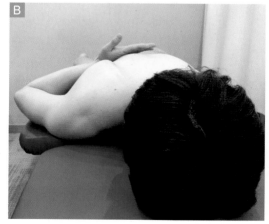

그림 1-19 Hammer lock test. 양성(환측)-좌측, 음성(건측)-우측, 환측의 팔꿈치가 바닥에 닿지 않는 것을 관찰할 수 있다.

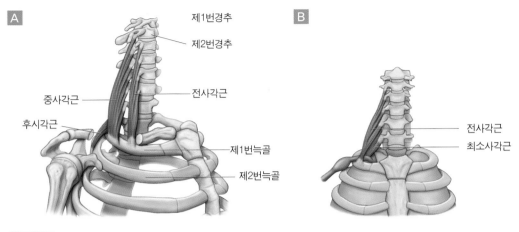

그림 1-20 사각근의 해부도

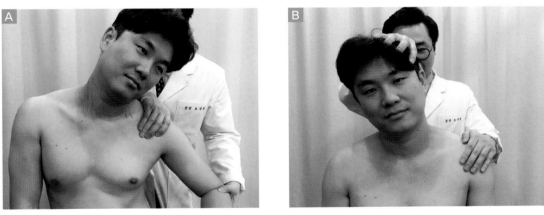

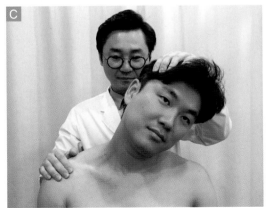
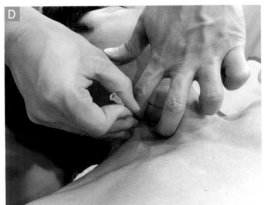

그림 1-21 A. 견갑거근의 근육검사, B. 목의 우측 측굴제한-좌측 사각근의 단축이 있을 경우 관찰할 수 있다., C. 원활한 좌측측굴, D. 전사각근자침

견갑거근의 경우 견갑골 상각에 붙는데 근육의 결이 C1-4가 반대로 꼬이게 되므로 견갑상각에서 위쪽이 단축 경결된 경우는 C4에 가까운 곳의 문제를, 아래쪽이 단축 경결된 경우는 C1에 가까운 상부경추 쪽의 문제가 더 크다고 추정할 수 있다(그림 1-18A).

또한 임상적으로 견갑거근과 상부승모근의 단축이 동시에 진행되는 경우가 많은데 둘다 견갑골의 거상을 유발한다. 만일 견갑거근의 단축이 크게 작용한 경우라면 견갑골상각의 거상이 더 두드러질 것이고, 상부승모근의 단축이 더 크게 작용한 경우라면 견갑골 외측면의 거상이 더 두드러질 것이다.

* 선별근육검사: 환자는 목을 검사측으로 측굴한 상태로 견갑골 상각을 거상한다. 팔꿈치를 90° 굴곡시킨 상태로 몸에 붙인다. 의사는 보조수로 환자의 어깨를 접촉한 상태에서 주동수로 환자의 내측상과를 접촉한 상태로 외전방향으로 힘을 주고 환자는 반대로 내전방향으로 힘을 주면서 저항한다(그림 1-21A).

* Scalene: 사각근의 경우 원래 굴곡보다는 측굴의 역할이 더 크지만 주로 경추전방심층굴근(Cervical deep neck flexors)의 약화로 인한 보상작용에 따른 과부하 단축으로 경추의 전만과 굴곡 형태로의 변형을 초래하는 주요근육이다. 실제 임상에서는 전사각근과 중사각근의 단축문제로 인한 팔저림이 다발하며 DSN의 경우도 전사각근과 중사각근사이에서 많이 압박받게 된다. 사각근의 단축이 있는 경우 반대측 수동측굴(Contralateral passive side flexion)이 제한되는 경우도 많다(그림 1-21B, C, D).

* 낙침≒항강≒Discodural compression

임상에서 자주 접하는 낙침의 경우[바뀐 U code상 병명 항강] 실제로는 Cervical disc의 protrusion이 경막(Dura)을 압박해서 생기는 경우가 더 많다(그림 1-22A, B). 이 경우 보통 경중의 차이가 있을 뿐 좌우회전에 제한이 걸리면서 통증이 발생하는 경우가 많은데 근육학적으로는 다음과 같이 정리할 수 있다.

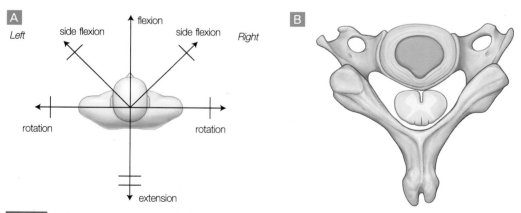

그림 1-22 A. 경추의 부분 관절 패턴, B. Cervical disc protrusion

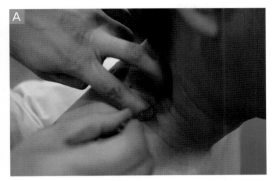
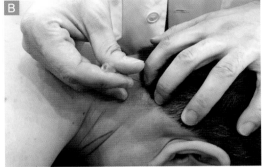
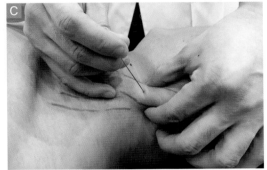
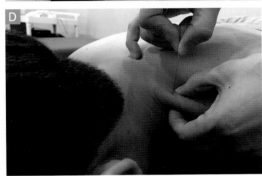

그림 1-23 A. 견갑거근자침(상부승모근의 앞쪽 후사각근의 뒤쪽에서 상부경추 횡돌기를 향해 진행하는 근육을 촉지 한 후 자침한다), B. 판상근자침, C. 흉쇄유돌근자침, D. 상부승모근자침

＊ 동측회전: 견갑거근, 판상근
＊ 대측회전: 흉쇄유돌근, 승모근

그래서 능동 운동 시 통증 유발되면서 회전 범위 제한이 생기는 경우, 동측 회전 쪽 목의 통증이 주가 되는 경우는 견갑거근과 판상근의 해결이 위주가 되어야하며 회전 시 반대 측 목의 통증과 제한을 보이는 경우는 반대 측 승모근과 흉쇄유돌근의 문제를 의심할 수 있다.

그러나 수동운동 시 가동 범위의 제한과 통증이 있는 경우, 동측 회전 쪽 목의 통증이 주가 되는 경우는 승모근과 흉쇄유돌근의 문제를 의심하고 회전 반대 측 목의 통증이 병발되는 경우는 반대 측 판상근과 견갑거근의 문제를 먼저 의심해 볼 수 있다.

예) 우측 능동적 목 회전 운동 제한과 우측의 통증일 경우: 우측 견갑거근과 판상근(그림 1-24A)

　　우측 능동적 목 회전 운동 제한과 좌측의 통증일 경우: 좌측 승모근과 흉쇄유돌근(그림 1-24B)

　　우측 수동적 목 회전 운동 제한과 우측의 통증일 경우: 우측 승모근과 흉쇄유돌근(그림 1-24C)

　　우측 수동적 목 회전 운동 제한과 좌측의 통증일 경우: 좌측 견갑거근과 판상근(그림 1-24D)

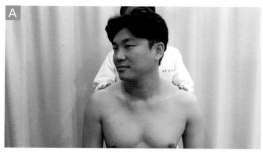
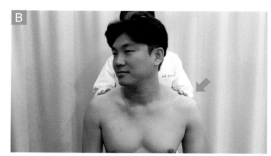
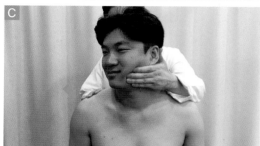
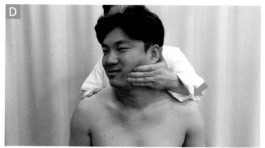

그림 1-24 A. 우측의 능동적 목 회전 운동 제한과 우측의 통증: 우측 견갑거근과 판상근, B. 우측 능동적 목 회전 운동 제한과 좌측의 통증일 경우: 좌측 승모근과 흉쇄유돌근, C. 우측 수동적 목 회전 운동 제한과 우측의 통증: 우측 승모근과 흉쇄유돌근, D. 우측 수동적 목 회전 운동 제한과 좌측의 통증일 경우: 좌측 견갑거근과 판상근, (*화살표: 통증위치)

* 전거근(SA): 견갑골의 안정화에 굉장히 중요하며 운동적인 측면(전인: Protraction)보다는 견갑골의 늑골에 대한 안정적 지지로 인해 다른 근육들이 정상 동작하는데 일조한다. 약화시 익상견(Winging scapula)이 나타날 수 있다.

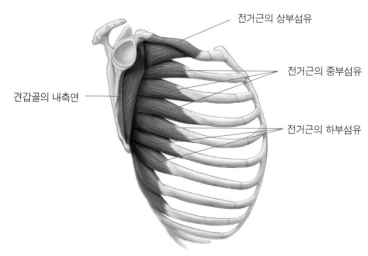

그림 1-25 전거근의 해부도

16

＊ 선별근육검사: 135도 거상(Elevation)자세에서 검사자는 팔을 아래로 내리는 방향으로 힘을 주고 피검자는 이에 저항하며 버틴다(그림 1-26).

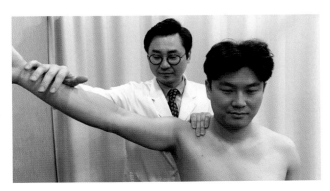

그림 1-26 전거근의 근육검사

＊ 쇄골하근(Subclavius): 상완 전면으로 방산통을 유발할 수 있지만 빈도가 낮으며 쇄골의 안정화 (Stabilizer of clavicle)에 중요하며 단축 시 흉쇄관절(SCJ)의 운동제한이 발생한다. 흉쇄관절의 움직임 제한 시 치료대상이 되며 오십견과 같은 가동범위제한을 동반한 어깨질환의 경우 거의 대부분 쇄골하근의 단축과 흉쇄관절 움직임 저하를 동반한다.

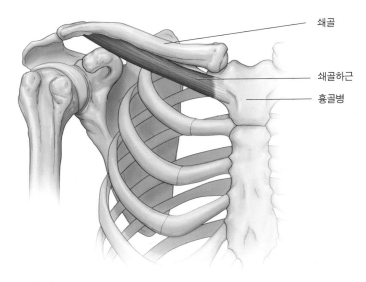

쇄골

쇄골하근

흉골병

그림 1-27 쇄골하근의 해부도

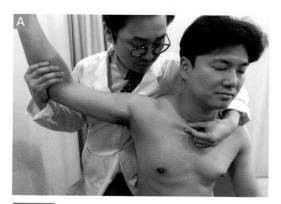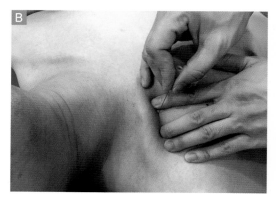

그림 1-28 A. 쇄골의 적절한 움직임 관찰촉진, B. 쇄골하근의 자침(기흉에 주의하여 기울여서 자침한다)

* 선별근육검사: 환자는 팔꿈치를 신전한 상태로 팔꿈치가 귀에 닿도록 팔을 외전시킨다. 의사는 보조수로 환자의 어깨를 고정시킨 상태에서 주동수로 환자의 하박을 잡고 머리에서 멀어지면서 팔이 아래로 떨어지는 방향으로 힘을 주고 환자는 이에 저항한다(그림 1-29A).

* 소흉근(Pm): 삼각근 전측에 통증을 유발하기도 하며 흉부와 상완내측의 통증도 유발할 수 있다. 그러나 실제임상에서는 단축으로 인한 혈관과 신경의 압박으로 인한 척측 4,5지 저림증과 맥박감소가 나타나는 흉곽출구증후군(Thoracic Outlet Syndrome=TOS)을 유발하는 경우가 가장 많다.

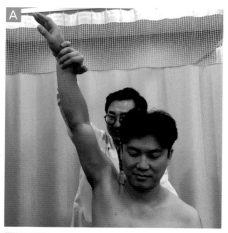
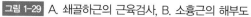
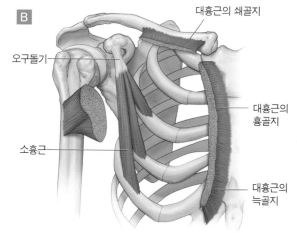

그림 1-29 A. 쇄골하근의 근육검사, B. 소흉근의 해부도

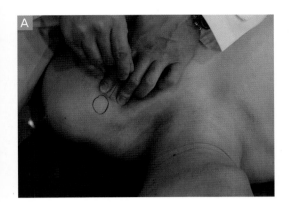
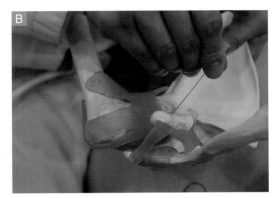
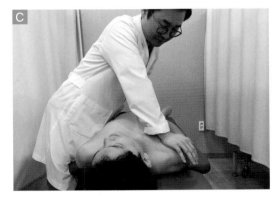

그림 1-30 A. 소흉근의 실제 자침, B. 소흉근 자침(오구돌기방향을 향해 자침한다), C. 소흉근의 근육검사

* 선별근육검사: 환자는 바로 누운 자세에서 팔꿈치를 완전 신전시킨다. 의사는 환자의 어깨를 등쪽(Dorsal side)으로 내리는 힘을 주고 환자는 반대로 어깨를 배쪽(Ventral side)으로 올리는 힘을 주며 저항한다(그림 1-30C).

(2) 관절와상완관절 안정화 근육(Dynamic stabilizer of GHJ = Rotator cuff: 회전근개)

극상근(Supraspinatus), 극하근(Infraspinatus), 견갑하근(Subscapularis), 소원근(Teres minor)

* 극상근: 초기 외전 30°에서 중요하며 상완골을 견갑와 속에 고정시키면서 원활하게 회전 작용이 일어나게 하는 역할을 하므로 항상 수축되어 있다. 건골막접합부(Tenoperiosteal junction)의 손상이 가장 많으며 근건접합부(Musculotendinous junction) 손상도 잘 발생하므로 장침으로 근육결을 따라 길게 자침하는 것이 좋다.

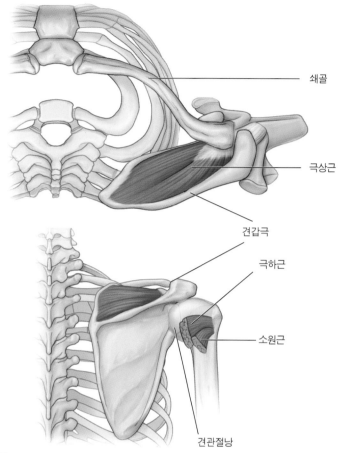

쇄골

극상근

견갑극

극하근

소원근

견관절낭

그림 1-31 극상근 해부도

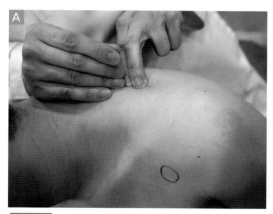

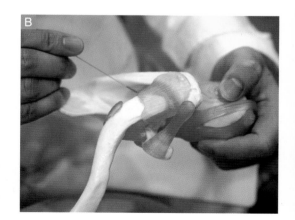

그림 1-32 A. 극상근자침실제, B. 골격모형에서의 방향

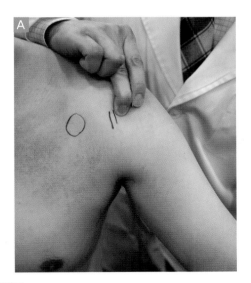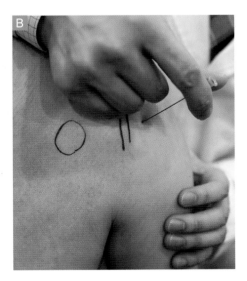

그림 1-33 극상근 부착부의 촉진(어깨를 외전시키며서 움직이는 근육의 부착부를 이두건구 외측에서 찾아서 촉지한다) 확인된 부착부에 정확히 자침한다.

＊ 선별근육검사: 환자는 앉은 자세에서 팔꿈치는 완전 신전시키고 팔을 20-30° 외전 시킨다. 의사 는 보조수로 어깨를 고정시킨 상태로 주동수로는 신전, 내전 방향으로 힘을 가하고 환자는 이와 반대로 외전 방향으로 저항하면서 버틴다(그림 1-34).

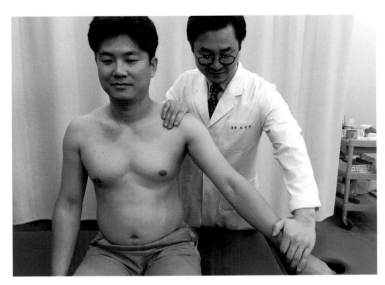

그림 1-34 극상근 근육검사

21

＊ 극하근: 상완골의 전방불안정성을 막아주는 역할을 한다. 외회전이 주요작용이다. 때로는 어깨 전면부 깊은 곳에서 느껴지는 연관통을 일으키기도 한다. 폐경을 따라 방산통이 일어날 수도 있지만 드물다. 견갑극하와(Infraspinatus fossa of scapula)의 천종혈은 소장경의 주요 진단혈이자 치료점(TP도 다발)이 되기도 한다. 극하근건의 부분손상으로 인한 통증이 발생되는 경우가 있어서 상완골 후방을 자침하는 경우도 있다.

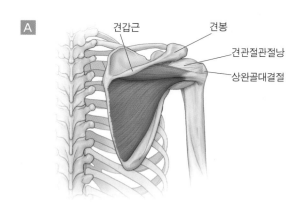
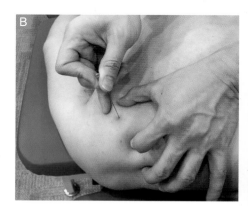

그림 1-35 A. 극하근 해부도, B. 극하근자침(견갑극을 촉지한 후 아래부분의 경결점을 찾아 자침한다. 기흉에 주의하여 견갑골 외측면을 반드시 확인한 후 그 내측에서 경결점을 찾는다)

＊ 선별근육검사: 환자는 팔꿈치를 90° 굴곡시키고 상완골은 90° 외전, 팔은 90° 외회전시킨다. 의사는 보조수로 팔꿈치를 가볍게 감싸고 주동수로 내회전 방향으로 힘을 가하고 환자는 반대로 외회전 방향으로 힘을 주면서 저항한다(그림 1-36).

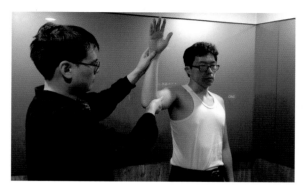

그림 1-36 극하근 근육검사

* 견갑하근: GH joint의 전방외측불안정성을 막아주는 역할을 한다. 내회전 작용이 크다. 동결견
　(Adhesive capsulitis)시 외회전과 외전의 감소로 인해 상대적으로 단축이 빈발한다. C5, 6신경
　의 영향도 받으며 연관통은 견갑골 후면에 다발한다. 손목과 겨드랑이로 연관통이 발생하는 경우
　도 있다.

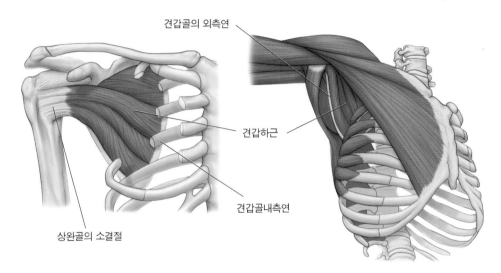

견갑골의 외측연

견갑하근

견갑골내측연

상완골의 소결절

그림 1-37 견갑하근 해부도

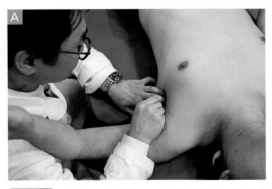

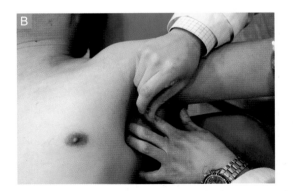

그림 1-38 견갑하근의 자침(늑골벽을 확인한 후 자침한다)

▨ 견갑하근 자침

1. 환자를 앙와위로하고 팔을 90도로 외전시켜 시술자의 어깨에 손목을 걸쳐 놓는다.
2. 액와에서 견갑골외측연(Blade)을 촉지하고 늑골을 확인하여 견갑오목을 향해 시술한다.

* 선별근육검사: 환자는 팔꿈치를 90° 굴곡, 어깨를 90° 외전, 90° 내회전 시킨다. 의사는 보조수로 환자의 팔꿈치를 감싸고 주동수로 외회전 방향으로 힘을 가한다. 환자는 이에 내회전 방향으로 힘을 주면서 저항한다(그림 1-39).

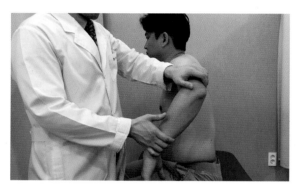

그림 1-39 견갑하근 근육검사

* 소원근: 극하근과 비슷한 작용을 한다. 주로 외회전에 작용하며 부착부인 상완골두 후면에서 뒤쪽 위아래로 통증이 발생한다. 어깨관절낭, 점액낭, 윤활막과 같이 axillary nerve의 지배를 받으므로 어깨 내부 구조 이상 질환에서 단축이 빈발하고 단축시 axillary nerve를 압박하는 경우가 많다.

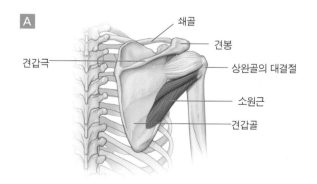
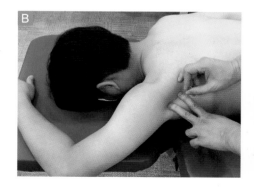

그림 1-40 A. 소원근 해부도, B. 소원근의 자침(어깨를 거상한 상태로 견갑골의 외측면 상부에서 바로 바깥쪽(just lateral) 근육이 띠처럼 만져지는 곳에 자침한다)

＊ 선별근육검사: 환자는 팔꿈치를 90° 굴곡, 어깨는 90° 외회전 시킨다. 의사는 보조수로 팔꿈치를 감싸고 주동수로 환자의 어깨를 내회전시키는 방향으로 힘을 주고 환자는 이에 저항하여 외회전 방향으로 힘을 주면서 저항한다(그림 1-41).

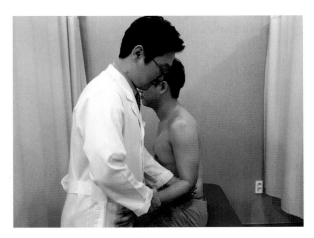

그림 1-41 소원근 근육검사

2) 동작에 따른 근육(주요근육, 다빈도 발생근육/ 보조근육)

(1) 외전(Abduction)≒거상(Elevation)

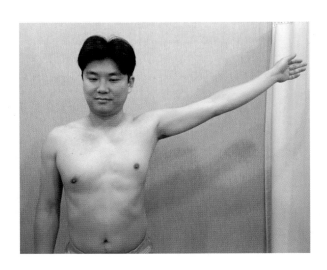

그림 1-42 외전, 거상

극상근(Supraspinatus), 삼각근(Deltoid)/ 견갑골 안정화근육들(Scapular stabilizers)

✱ 삼각근: 주로 외전에 관여하며 C5, 6신경과 Axillary n.의 지배를 받는다. 본 근육은 외전을 제외한 경우 주동근으로 작용하는 경우가 드물지만 ACJ의 안정화에 큰 역할을 한다. 대게 전삼각근은 과긴장되고 후삼각근은 약해지는 경우가 많은데 후삼각근의 약화는 상부 승모근을 활성화시켜 발통점을 잘 형성한다.

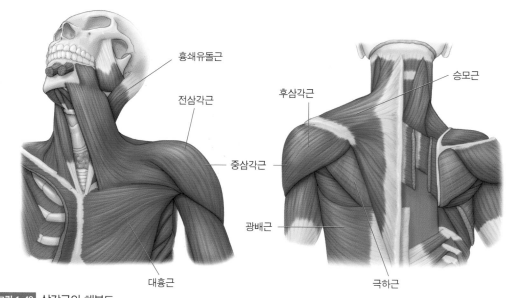

그림 1-43 삼각근의 해부도

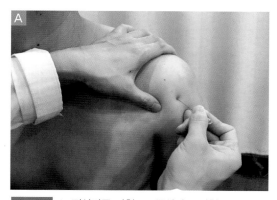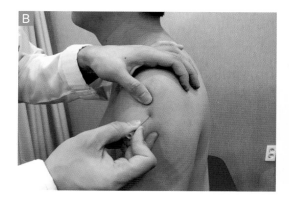

그림 1-44 A. 전삼각근 자침, B. 중삼각근 자침

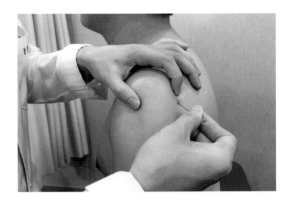

그림 1-45 후삼각근 자침

✻ 선별근육검사

- 전삼각근: 환자는 팔꿈치는 90° 굴곡, 어깨를 45° 외회전, 90° 외전 시킨다. 의사는 보조수로 어깨를 가볍게 고정시키고 후하방 45°로 미는 힘을 가하고 환자는 반대로 전상방 45°로 힘을 주면서 저항한다(그림 1-46A).

- 중삼각근: 환자는 팔꿈치 90° 굴곡, 어깨를 90° 외전시킨다. 의사는 보조수로 어깨에 접촉하고 가볍게 받치고 주동수로 하방(내전)으로 힘을 가하고 환자는 반대로 상방(외전)으로 힘을 주면서 저항한다(그림 1-46B).

- 후삼각근: 환자는 팔꿈치 90° 굴곡, 어깨를 90° 외전, 45° 내회전 시킨다. 의사는 보조수로 어깨를 가볍게 감싸고 주동수로 팔꿈치 뒤쪽에 접촉하여 전하방 45°로 힘을 가한다. 환자는 이와 반대로 후상방 45°로 힘을 주면서 저항한다(그림 1-47).

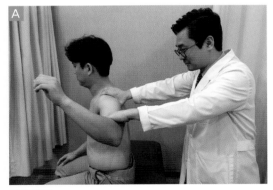
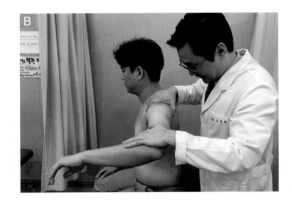

그림 1-46 A. 전삼각근 근육검사, B. 중삼각근 근육검사

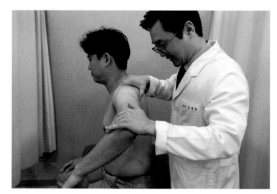

그림 1-47 후삼각근 근육검사

(2) 굴곡(Flexion)

이두근(Biceps Brachii : BB)/ 전삼각근(Anterior Deltoid : AD), 오구완근(Coracobrachialis : CB), 대흉근쇄골지(Pectoralis major clavicular: PMC)

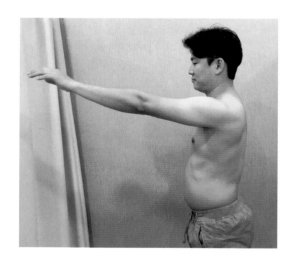

그림 1-48 굴곡동작

＊ 상완이두근: 어깨의 굴곡과 팔꿈치의 굴곡에 모두 참여하는 2관절 근육(Two joint muscle)이다. 통증은 어깨 전측과 주관절에 다발하며 근피신경(Musculocutaneous n., C5, 6)의 지배를 받는다. 이두근 장두의 완전 파열이 일어날 수 있다(그림 1-50A).

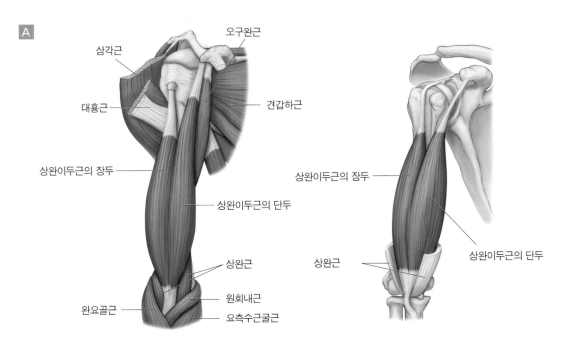

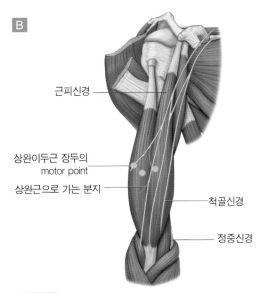

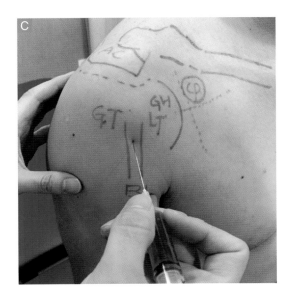

그림 1-49 상완이두근(A,B)과 장두 자침(C)

∗ 근육검사1: 검사자는 주관절을 한손으로 받친 상태에서 팔꿈치를 신전시키는 방향으로 힘을 주고 피검자는 굴곡시키며 이에 저항하는 힘을 준다(그림 1-50A).

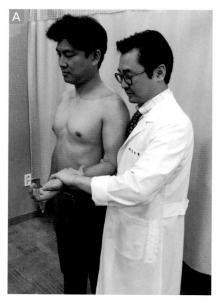

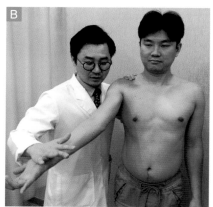

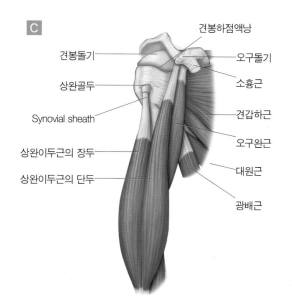

견봉하점액낭
견봉돌기
오구돌기
상완골두
소흉근
Synovial sheath
견갑하근
오구완근
상완이두근의 장두
대원근
상완이두근의 단두
광배근

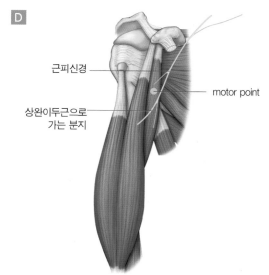

근피신경
motor point
상완이두근으로
가는 분지

그림 1-50 A. 근육검사1, B. 근육검사2, C. 상완골두와 이두근의 해부도, D. 상완이두근과 근피신경의 진행

＊ 근육검사2(Speed test): 피검자는 팔꿈치를 완전 신전시킨 상태에서 어깨를 굴곡시키고 검사자
는 팔을 신전시키는 방향으로 힘을 줘서 어깨에 통증이 있는지 확인한다. 통증시 이두건염을 의
심한다. 이 검사 시 힘을 주지 못하거나 어깨 심부에서의 통증을 느끼는 경우 관절순의 손상을 의
심할 수 있고 추가적 검사를 시행한다(그림 1-50B).

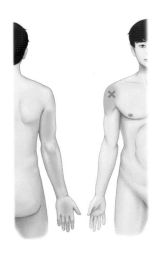 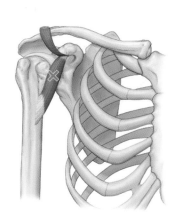

그림 1-51 A. 오구완근의 연관통, B. 오구완근 해부도

* 오구완근: 어깨를 굴곡과 내전시키는데 작용한다. 팔을 머리 위로 올리기 힘들어하거나 올릴 때 통증이 발생한다. 이두근과는 달리 팔꿈치의 굴곡에는 영향을 미치지 않는다. 근피신경(MC n., C6, 7)의 지배를 받음과 동시에 단축 시 외측상과에서 요골(Radius) 따라 저림을 유발하기도 한다.

* 선별근육검사: 환자는 팔꿈치를 완전 굴곡시키고 어깨는 40~60° 굴곡시킨다. 의사는 보조수로 환자의 손목을 가볍게 받치면서 환자가 팔꿈치를 신전하지 않도록 한 후(손목 또는 완관절에 접촉하고) 주동수로 환자의 이두근 근복부에 접촉하여 견관절을 외전, 신전(후측하방)시키는 방향으로 힘을 가한다. 환자는 이와 반대로 굴곡, 내전시키는 방향으로 힘을 가하면서 저항한다(그림 1-52).

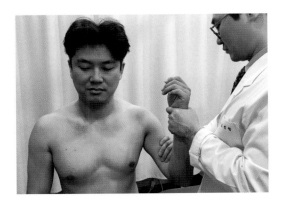

그림 1-52 오구완근 근육검사

(3) 신전(Extention)

삼두근(Triceps Brachii : TB)/ 후삼각근(Posterior deltoid : PD), 대원근(Teres Major : TM), 광배근(Latissimus Dorsi : LD)

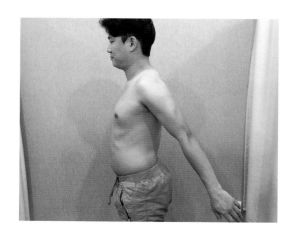

그림 1-53 신전동작

＊ 삼두근: 주로 신전에 작용한다. 또한 근육 단축시 요골신경(Radial nerve, C6-T1)의 포착(Entrapment)이 발생할 수 있다.

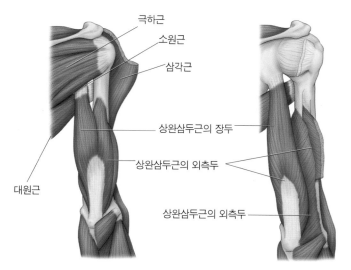

극하근
소원근
삼각근
상완삼두근의 장두
상완삼두근의 외측두
대원근
상완삼두근의 외측두

그림 1-54 상완삼두근의 해부도

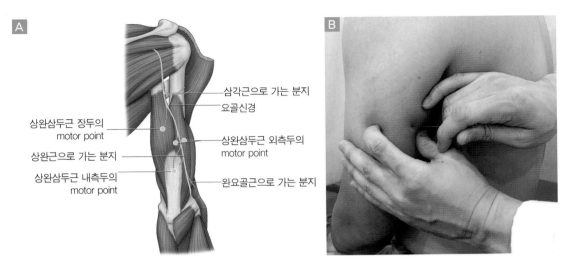

삼각근으로 가는 분지
요골신경
상완삼두근 장두의
motor point
상완삼두근 외측두의
motor point
상완근으로 가는 분지
상완삼두근 내측두의
motor point
완요골근으로 가는 분지

그림 1-55 A. 상완삼두근과 요골신경의 주행, 포착, B. 상완삼두근의 자침

* 선별근육검사: 환자는 팔꿈치를 90° 굴곡, 어깨를 30° 굴곡시킨다. 의사는 보조수로 환자의 팔꿈치를 가볍게 감싸고 주동수로 환자의 손목을 감싸고 굴곡시키는 힘을 가한다. 환자는 반대로 신전시키는 방향으로 힘을 주면서 저항한다(그림 1-56).

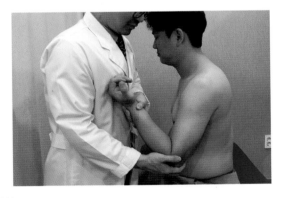

그림 1-56 상완삼두근 근육검사

* 광배근: T7에서 천골까지 연접해 기시하며 상완골의 결절사이구(Intertubercular groove)에 종지한다. 어깨를 하강(Depression), 후인(Retract)시키고 상완골은 신전(Ext.), 내전(Add.), 내회

33

전(Int. rot.)시킨다. 어깨를 하강시키는데 중요한 작용을 한다. 근육 약화 시 길항근(Antagonist)인 상부승모근의 수축을 유발하며 흉곽의 질환, 흉곽출구증후군을 유발할 수도 있다. 단축시 어깨 거상 제한이 있을 수 있고 흉요추 회전 범위 제한도 동반한다.

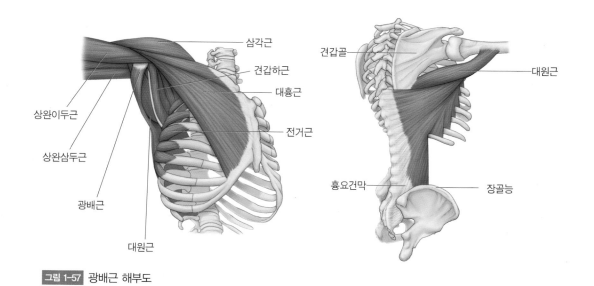

그림 1-57 광배근 해부도

* **광배근 검사**: 팔꿈치를 신전시킨 채로 견관절을 90도 굴곡한 상태로 양 손바닥을 모은다. 이때 회전하는 방향의 손바닥이 위로 오도록하여 체간을 회전시킨 후 제한된 측을 확인하고 치료한다.

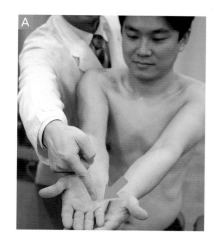
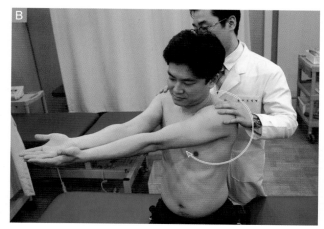

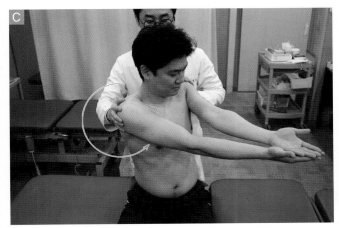
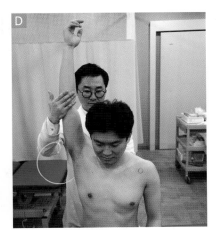
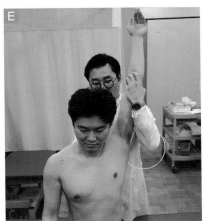
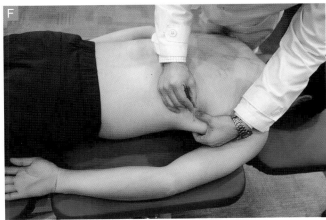

그림 1-58 A. 검사하고자 하는 쪽 손의 손바닥이 위를 향하게 한다, B. 우측광배근 가동검사(우측손바닥이 위로), C. 좌측 광배근검사(좌측손바닥이 위로), D.E. 거상시 우측제한(우측광배근의 문제), F. 광배근 자침사진

▨ 광배근 검사 설명

1. 돌리는 방향의 손이 올라오게 하여 좌우로 몸을 틀어본다(그림 1-58A).
2. 양 쪽 중 어느 쪽이 더 쉽게 회전되는지, 더 제한이 걸리는지를 본다. 제한이 걸리는 쪽의 광배근 이 제대로 동작하지 못하는 광배근이다.

예시) 환자의 경우 우측으로 돌리는 것이 더 불편하였다(그림 1-58B, C).

그렇게 되면 우측 견관절을 굴곡시, 귀뒤쪽으로 넘어갈 때 더 불편함을 느끼게 된다. 좌측 팔을 들 때에 더 가벼운 느낌이 든다(그림 1-58D, E).

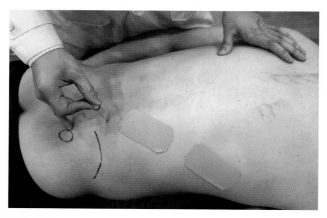

그림 1-59 광배근 섬유의 주행방향과 골반부위 광배근 자침

* 광배근 자침   1. 동측 광배근을 잡아서 자침.

2. 동측 아래쪽 thoracodorsal fascia를 자침

파란색 테이프는 S-I joint를 안정화 시키기 위한 kinetic chain 중에 posterior oblique system이 지나가는 길이다. 동측 광배근에서 시작되는 Posterior fascia는 동측 Thoracodorsal fascia를 거쳐 반대측 대둔근으로 넘어가게 된다(Vleeming concept - 73 페이지 참고).

* 광배근 검사 2: 환자는 팔꿈치 완전신전, 상완내회전, 내전 동작을 취한다. 의사는 보조수로 견관절을 받쳐주고 주동수로는 환자의 손목을 잡고 외전, 굴곡 방향으로 힘을 준다. 환자는 반대로 신전, 내전 방향으로 힘을 주면서 저항한다(그림 1-60).

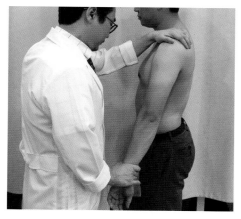

그림 1-60 광배근 근육검사(팔꿈치의 완전한 신전이 이루어 지도록 주의한다)

(4) 내회전(Internal rotation)

견갑하근(Subscapularis)/ 대흉근쇄골지(Pectoralis Major Clavicle part : PMC), 광배근 (Latissimus Dorsi : LD), 대원근(Teres Major : TM), 전삼각근(Anterior deltoid), 소흉근 (Pectoralis minor : Pm)

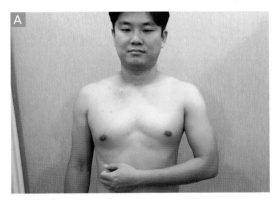 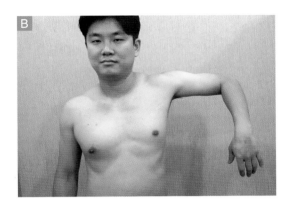

그림 1-61 내회전동작

* 대원근: 상완골의 내회전, 내전, 신전에 작용한다. 단일 근육이 문제를 일으키는 경우는 드물고 대부분 신경기인성(C5-7)으로 인한 문제가 더 많다.

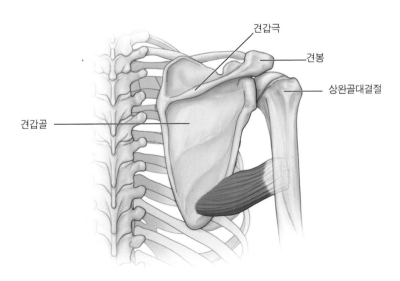

그림 1-62 대원근 해부도

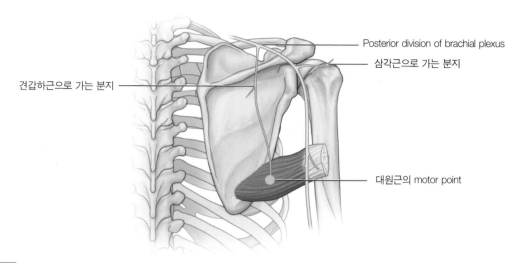

Posterior division of brachial plexus

삼각근으로 가는 분지

견갑하근으로 가는 분지

대원근의 motor point

그림 1-63 대원근과 견갑하신경의 주행

＊ 선별근육검사: 환자는 엎드린 자세에서 손등을 요추 3번 정도에 붙인다. 의사는 보조수로 환자의 손바닥을 가볍게 누르면서 주동수로 환자의 팔꿈치를 전방(Ventral side)으로 민다. 환자는 이에 저항하면서 후방(Dorsal side)으로 힘을 주면서 저항한다(그림 1-64).

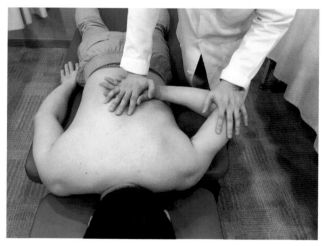

그림 1-64 대원근 근육검사

(5) 외회전(External rotation)

극하근(Infraspinous : IS), 소원근(Teres minor : Tm)/ 후삼각근(Posterior deltoid)

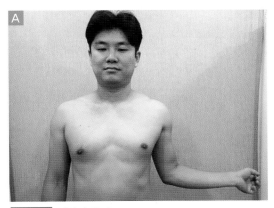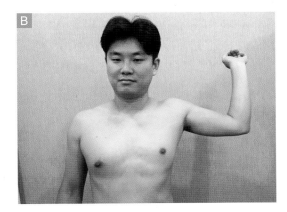

그림 1-65 외회전 동작

(6) 내전(Adduction)

대흉근(Pectoralis Major clavicular, sternal : PMC, PMS), 대원근(Teres Major : TM), 광배근(Latissimus Dorsi : LD), 소원근(Teres minor : Tm)/ 이두근장두(Biceps long head: LHB), 오구완근(Coracobrachialis : CB), 삼두근(Triceps Brachii : TB), 소흉근(Pectoralis minor : Pm)

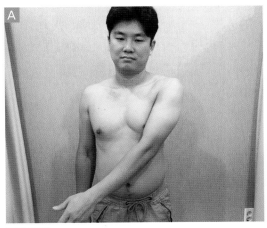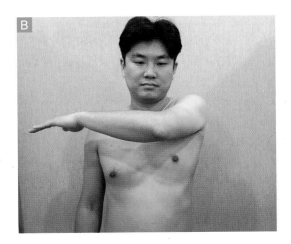

 내전동작

대흉근(Pectoralis Major clavicular, sternal : PMC, PMS)

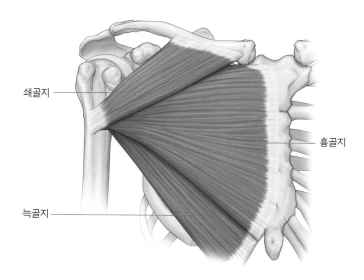

쇄골지

흉골지

늑골지

그림 1-67 대흉근 해부도

㉠ 쇄골지(PMC)-흉부에 한정된 통증과 견관절의 외전시 마지막 30도에서 제한이 있을 수 있지만
빈도가 떨어진다.

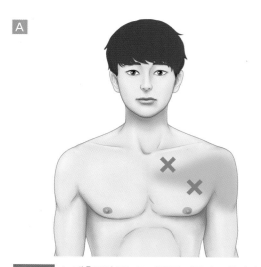
A

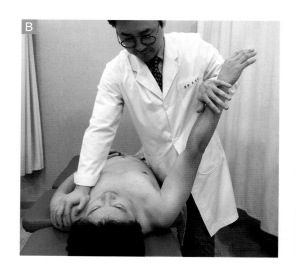
B

그림 1-68 A. 대흉근의 TP, B. 대흉근 쇄골지 근육검사

✳ 선별근육검사: 앙와위에서 환자의 검사 측 견관절을 90도 굴곡, 내회전 시킨 후 보조수는 반대 측 어깨에 접촉하여 고정하고 주동수는 손목에 접촉하여 수평 외전 방향에서 약간 아래 방향(Caudal side)으로 힘을 가하고 환자는 이에 저항한다(그림 1-68B).

ⓛ 흉골지(PMS)-흉부와 팔내측으로 방사함. 심하면 손가락 4,5지까지 저림증상 유발할 수 있으나 빈도가 드물다. 팔의 상완골 내측과에서 통증이 두드러지게 나타날 수 있으나 또한 빈도가 낮다.

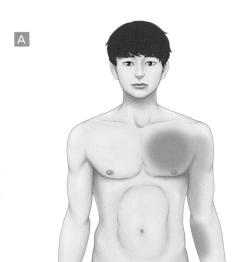
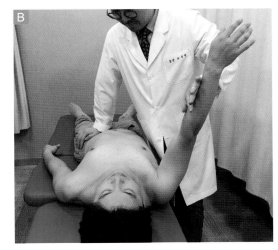

그림 1-69 A. 대흉근 흉골지의 연관통증 양상, B. 대흉근 흉골지의 근육검사

✳ 선별근육검사: 앙와위에서 환자의 견관절을 90도 굴곡 내회전, 팔꿈치는 완전 신전시킨 후 보조수는 반대측 장골능에 접촉하여 고정하고 주동수는 손목에 접촉하여 환자로 하여금 수평 내전 방향에서 반대쪽 장골능 방향으로 약간 비스듬하게 힘을 주게 한다. 시술자는 그 역방향인 수평 외전 방향에서 약간 상방(Cephalic)으로 힘을 주면서 검사한다.

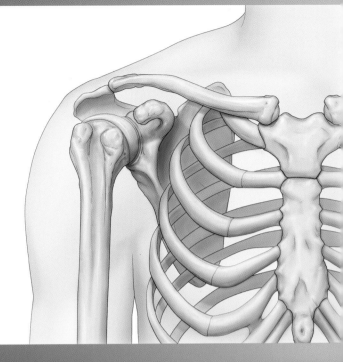

biomechanics & kinetics & principles

1. 어깨의 운동학적 법칙

1) Shoulder abduction의 7가지 Kinematic 법칙(Neumann concept 인용)

(1) 관절와상완관절(Glenohumeral joint; 이하 GH joint)에서는 rolling과 sliding이 반대방향으로 잘 움직이는 정상적인 관절역학적 움직임(Arthrokinematic motion)이 존재해야만 abduction, external rotation, internal rotation 등 정상적인 골역학적 움직임(Osteokinematic motion)이 발생한다.

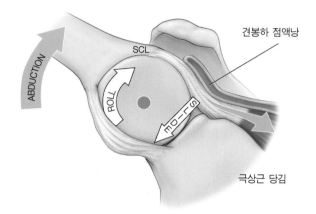

그림 2-1 GH joint의 arthrokinematic motion과 견갑대(Shoulder girdle)의 osteokinematic motion.
: shoulder abduction시 supraspinatus가 pulling되면서 GH joint에서는 rolling과 sliding이 반대 방향으로 이루어져야 정상적인 shoulder abduction이 이루어진다. Subacromial bursa는 완충 역할을 한다.

Shoulder abduction시 비정상적인 arthrokinematic motion이 발생하면 정상적인 osteokinematic motion이 이루어지지 않게 되고, 상완골두가 위로 상승하게 되어 어깨충돌증후군이나 견봉하점액 낭염, 극상근건염 등이 발생할수 있다.
결국 어깨에서의 치료초점은 GH joint의 비정상적인 arthrokinematic motion을 정상화시켜서, 어깨의 정상적인 osteokinematic motion 및 기능을 회복시키는 것이다.

(2) 2:1의 정상적인 견갑상완 움직임(Scapulohumeral rhythm)이 존재해야한다. 팔을 외전시 30도까지는 상완골만 움직이다가 그 이후부터 견갑골이 움직이기 시작한다. 이때부터 상완골과 견갑골이 2:1의 비율로 간다. 상완골이 120도 만큼 움직이면 견갑골이 60도 만큼 움직인다. 오십견(Frozen Shoulder)

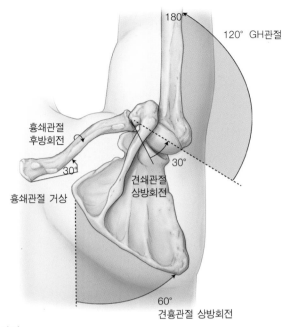

180°
120° GH관절

흉쇄관절
후방회전
30°
견쇄관절
상방회전
30°
흉쇄관절 거상

60°
견흉관절 상방회전

그림 2-2 4가지 견갑대의 관절

환자의 경우 glenohumeral joint가 유착이 되어서 2:1의 rhythm이 깨진다. 오십견(Frozen Shoulder) 환자나 어깨충돌증후군(Impingement Syndrome) 환자 모두 2:1의 정상 비율이 깨져있기 때문에 scapulohumeral rhythm의 정상적인 협응운동(Coordination)의 회복이 상당히 중요하다.

(3) Abduction 초기에는 흉쇄관절(Sternoclavicular joint)을 중심축으로 움직이다가, 중간에 늑쇄골 인대(Costoclavicular ligament)에 의해서 흉쇄관절이 억제되면 그 다음부터는 견갑골의 상방회전 을 위해 견쇄관절(Acromioclavicular joint)을 중심축으로 움직이게 되는데 이것이 정상적인 abduction의 역학적 움직임이다. 오십견(Frozen shoulder) 환자의 경우 흉쇄관절의 기능부전으로 인해 견갑골의 상방회전이 제한되어 정상적인 abduction이 일어나지 않게 된다. 그래서 오십견 (Frozen shoulder)환자의 치료에 있어 흉쇄관절의 기능을 회복시키는 것은 상당히 중요하다.

(4) 견갑골은 abduction 마지막에 후방으로 기울게(Posterior tilt)되고 외회전(External rotation) 되면서 안정화에 기여한다.

어깨충돌증후군(Impingement) 환자에게서 흔하게 볼 수 있는 round shoulder position은 견갑골의 과도한 anterior tilt와 internal rotation을 초래하여 abduction의 제한을 야기한다. 이런 자세들은 정상적인 2:1 리듬을 무너지게 한다. 그래서 어깨충돌증후군(Impingement) 환자의 치료에 있어 round shoulder position을 교정하여 견갑골의 움직임을 회복하는 것이 필요하다.

(5), (6) Abduction시에 쇄골은 뒤로 기울면서 후방으로 돌아간다, 즉 후인(Retraction)되면서 posterior rotation되는데, frozen shoulder 환자는 GH joint가 유착되어서 abduction시 쇄골의 움직임이 제한된다. 그래서 치료할 때 쇄골이 retraction과 posterior rotation되도록 교정을 해야 한다. 견관절은 관절와상완관절(Glenohumeral joint), 견흉관절(Scapulothoracic articulation), 견쇄관절(Acromioclavicular joint), 흉쇄관절(Sternoclavicular joint)의 4개의 joint로 이루어져 있기 때문에 치료할 때 4개의 joint가 유기적으로 작동해야 하는데 문제가 생기면 frozen shoulder, impingement syndrome등의 문제가 생긴다.

(7) abduction 마지막에 GH joint의 외회전(External rotation)이 이루어져야한다. abduction이 잘 안 되는 사람은 GH joint를 외회전만 시켜줘도 관절 가동 범위(Range of Motion – ROM)가 증가할수 있다.

정상적인 흉곽의 모양은 둥글게 형성되어 있기 때문에 견갑골(Scapula)도 처음 resting position에서는 흉곽 모양에 따라 내회전(Internal rotation)되어 있다. abduction시 처음에는 견갑골이 흉곽을 따라 전방으로 기울고(Anterior tilting) 내회전이 되면서 상방회전(Upward rotation)하게 된다. 하지만 abduction 끝동작까지 내회전이 계속 유지된다면 팔이 끝까지 올라갈수록 몸이 전방으로 쏠리게 되어 abduction 마지막 모션에서는 정상적인 abduction을 위해 견갑골이 후방으로 기울게 되면서 외회전하여 몸을 안정화 시킨다. 즉, abduction 초기에는 견갑골이 전방으로 기울고 내회전이 되지만 끝동작에서는 후방으로 기울고 외회전이 된다.
결국 abduction 끝에서 견갑골은 후방으로 기울(Posterior tilting)면서 외회전(External rotation)되어야 안정적인 움직임이 발생한다. 이러한 움직임이 발생되지 않는다면 통증이 발생할 수 있다. 대표적인 것이 어깨충돌증후군(Impingement Syndrome)이다.

2) SC joint의 움직임

쇄골의 거상(Elevation)과 하강(Depression)은 관상면(Frontal plane)에 거의 평행하게 일어난다. 최대

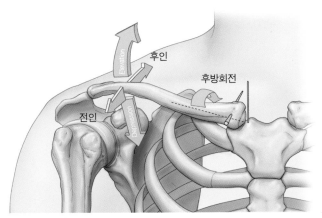

그림 2-3 SC joint의 osteokinematic

[Elevation and Depression]

[Retraction]

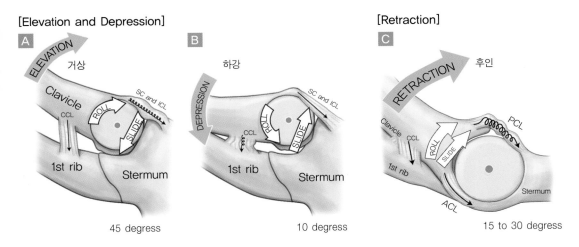

45 degress

10 degress

15 to 30 degress

그림 2-4 SC joint의 arthrokinematics

45°의 거상과 최대 10°의 하강이 일어난다. 쇄골의 거상과 하강은 견갑골에서의 운동과 관계가 있다.

쇄골의 전인(Protraction)과 후인(Retraction)은 수평면(Horizontal plane)에 거의 평행하게 일어난다. 회전축은 특정 움직임을 위해 관절의 볼록면을 가로지르기 때문에 위 그림에서 보여주고 있는 것과 같이 쇄골의 전인과 후인을 위한 회전의 수직축은 흉골 중앙에 위치한다. 전인과 후인에 대한 운동 범위는 앞쪽과 뒤쪽 방향으로 각각 15~30도 정도 일어난다고 보고되어 있다. 수평면에 대한 쇄골의 운동은 견갑골의 전인, 후인과 관계가 있다.

3) AC joint의 움직임

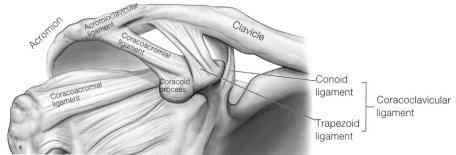

그림 2-5 Acromioclavicular joint 주변의 인대

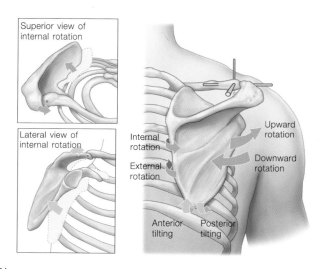

그림 2-6 견갑골의 움직임

흉쇄관절(SC joint.)과 견쇄관절(AC joint.)사이에는 확실한 기능적인 차이가 있다. 흉쇄관절은 상대적으로 광범위한 쇄골의 운동을 허용하고 견쇄관절은 쇄골의 작은 운동을 허용하며 적은 범위의 견갑골 운동을 일으킨다. 견쇄관절은 적은 운동범위를 가지며 약간의 견갑골 운동을 허용한다. 견쇄관절에서의 움직임은 생리학적으로 중요하며 이것은 견흉관절(ST joint.)에서 최대 가동 범위까지 움직일 수 있도록 해준다.

견쇄관절에서의 견갑골의 상방 회전은 쇄골의 외측 가장자리에 대한 견갑골의 외상방으로의 회전으로 일어난다. 그림 2-2에서처럼 팔을 머리 위로 올릴 때 상방회전은 30도까지 일어날 수 있다. 이러한 운동은 견흉관절의 상방 회전운동에 대한 보조역할로서 중요하다. 견쇄관절에서의 하방 회전은 견갑골이 해부학적 중립 위치로 다시 돌아오는 것을 말하며 견관절의 내전, 신전시에 역학적으로 관계하는 운동이다.

2. GH joint의 kinematics

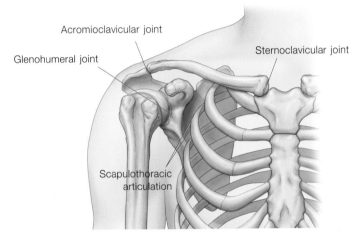

그림 2-7 GH joint의 해부학 구조

GH joint는 형태적으로 'shallow'한 형태로, 마치 골프공이 티에 얹어져 있는 형상(Golf ball sitting on a tee)을 갖고 있다. 이로 인해 GH joint는 ROM을 최대화 할 수 있는 구조이나, 본질적인 불안정성(Inherit unstable)을 가지게 된다. 그러므로 정상적인 기능을 위해서는 본질적인 불안정을 보완하기 위해 static stabilizer와 dynamic stabilizer와 같은 보완장치가 필요하다.

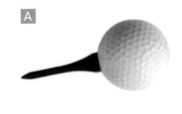
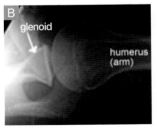
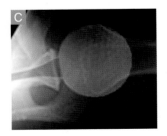

그림 2-8 GH joint의 형상화(Golf ball on a tee)

만약 static stabilizer와 dynamic stabilizer의 불균형(imbalance)이 초래되면 GH joint의 정상적인 관절역학적 움직임(arthrokinematic motion)에 이상이 초래되고, 이로 인해 견갑대(shoulder girdle)의 골역학적 움직임(osteokinematic motion)에 이상이 야기되어 impingement syndrome이나 frozen shoulder 같은 질환을 초래할수 있다.

1) Glenohumeral joint의 arthrokinematics(관절운동학적 움직임)

칼텐본의 convex-concave rule에 근거하여, GH joint에서는 rolling(rotation)과 sliding(translation)이 반대 방향으로 이루어 진다. 이는 상완골두를 항상 glenoid의 중간에 위치하게 하며, GH joint의 가동성과 안정성을 제공하는 중요한 역할을 한다.

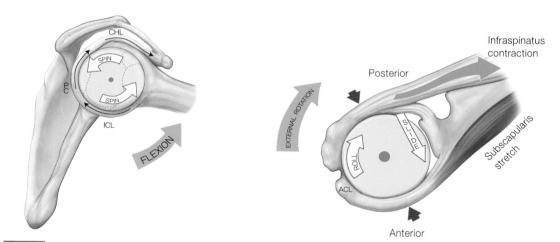

그림 2-9 GH joint의 arthrokinematics(시상면에서의 굴곡, 수평면에서의 외회전)는 rolling과 sliding의 방향이 반대로 이루어진다.

이러한 GH joint의 arthrokinematics는 비수축구조물로 이루어진 passive restraints(static stabilizer)와 수축구조물로 이뤄진 active restraints(dynamic stabilizer)에 의해 조절이 된다. 이러한 조절이 원활하지 않아 정상적인 arthrokinematics가 이루어지지 않을 경우, passive restraints인 capsular ligament의 tightness를 초래할 수 있다. Capsular ligament의 tightness는 상완골두를 glenoid의 중앙에 위치하지 못하게 하고 다른 방향으로 이동시킨다. 이러한 상완골두의 이동은 정상적인 osteokinematics가 일어나지 못하게 한다. 결국 정상적인 osteokinematics를 위해서는 정상적인 arthrokinematics가 선행되어야 한다.

※ **Convex - concave rule**

GH joint와 같이 볼록한(Convex) 관절면의 경우에는 rolling과 sliding이 반대 방향으로 일어나고, metacarpo-phalangeal joint와 같이 오목한(Concave) 관절면의 경우에는 rolling과 sliding이 같은 방향으로 이루어진다는 규칙이다.

이러한 convex한 관절(ex.어깨 관절)의 교정, 수기, 추나 등에는 가동공간의 확보를 위하여 mobilization시키기 전에 반드시 traction을 먼저 해주어야 한다. 하지만 concave(ex.손가락 관절)한 관절의 경우에는 traction 없이 바로 mobilization을 시행 할수 있다.

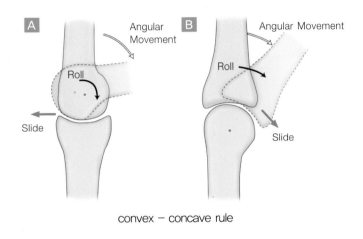

convex – concave rule

(1) **Passive restraints (static stabilizer)**

Bony geometry(뼈의 정상구조)

Labrum(관절순)

Capsuloligamentous structures (관절인대구조물)

Negative intra – articular pressure (관절내음압)

(2) **Active restraints (dynamic stabilizer)**

GH joint의 active restraints로 Rotator cuff가 대표적이다. Rotator cuff는 상완골두를 glenoid에 안정적으로 근접시키면서, 동시에 압박이 일어나도록 한다. 또한 외전시 상완골두를 아래로 내려주는 역할을 한다. 이러한 rotator cuff는 결국 GH joint에 최적화된 움직임을 제공한다(그림 2-12). 아울러 견갑골 안정근(Scapular stabilizer trapezius, Levator scapulae, Rhomboids, Pectoralis minor, Serratus anterior)들은 보조적 작용을 한다.

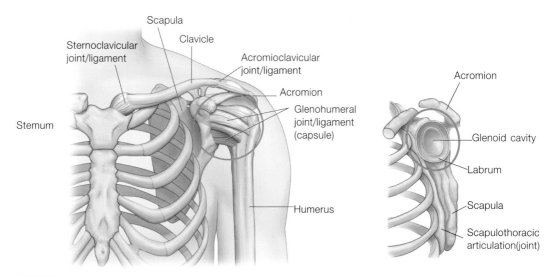

그림 2-10 GH joint의 Anterior view

※ Capsuloligamentous structures(관절인대구조물)

Glenohumeral ligament와 coracohumeral ligament, 그리고 posterior capsule로 구성되어 있다.

Glenohumeral ligament

▷ SGHL(superior glenohumeral ligament)
▷ MGHL(middle glenohumeral ligament)
▷ IGHL(inferior glenohumeral ligament: anterior band, posterior band, axillary pouch)

Coracohumeral ligament

▷ Anterior band, posterior band

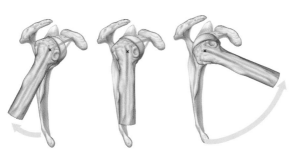

Coracohumeral ligament

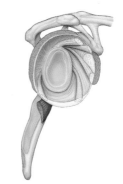

Glenohumeral ligament

2) Shoulder girdle의 osteokinematics(골운동학적 움직임)

Glenohumeral joint의 arthrokinematics가 정상화되어야 shoulder girdle의 osteokinematics가 안정화된다.

(1) 관상면 (Coronal plane)

내전(Adduction)

외전(Abduction)

(2) 시상면 (Sagittal plane)

굴곡(Flexion)

신전(Extension)

(3) 수평면 (Horizontal plane)

내회전(Internal rotation)

외회전(External rotation)

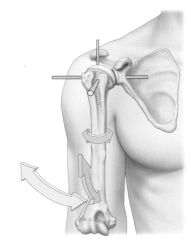

그림 2-11 GH joint의 osteokinematics

3) GH joint의 안정화를 위한 Passive restraints(관절인대구조물 관점에서)

(1) 외회전의 안정화를 위한 수동적 억제

외회전 시에는 주로 상완골의 전면부의 capsule이 restraints로 작용 한다(그림 2-13).

▷ 외전 0°시 상완골 외회전 : SGHL(Superior Gleno Humeral Ligament), CHL(Coraco Humeral Ligament), Subscapularis

▷ 외전 45°시 상완골 외회전 : SGHL(Superior Gleno Humeral Ligament), MGHL(Middle Gleno Humeral Ligament)

▷ 외전 90°시 상완골 외회전 : anterior band IGHLC(Inferior Gleno Humeral Ligament Complex)

(2) 내회전의 안정화를 위한 수동적 억제

내회전시에는 주로 상완골이 후면부의 capsule이 restraints로 작용한다(그림 2-14).

▷ 외전 0°시 내회전 : posterior band IGHLC

▷ 외전 45°시 내회전 : anterior & posterior band IGHLC

▷ 외전 90°시 내회전 : anterior & posterior band IGHLC

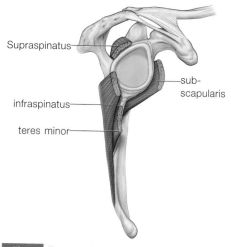

Supraspinatus

sub-scapularis

infraspinatus

teres minor

그림 2-12 Rotator Cuff

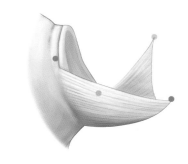

그림 2-13 Restraints to external rotation

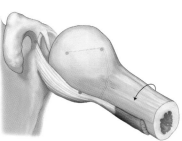
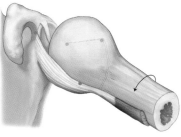

그림 2-14 Restraints to internal rotation

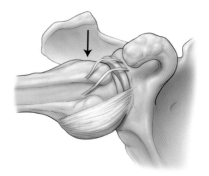

그림 2-15 Restraints to inferior translation

(3) 하방전위(Inferior translaton)의 안정화를 위한 수동적 억제

외전 0°에서는 상완골 상방의 구조물이 상완골두를 잡아주고, 외전 90°에서는 상완골 하방의 구조물이 상완골두를 해먹처럼 지지해준다(그림 2-15).

▷ 외전 0°시 하방전위 : SGHL, C-H

▷ 외전 90°시 하방전위 : IGHLC

4) GH joint의 motion에 따른 humeral head의 translation(관절낭내 관점에서)

(1) Flexion과 Extension

▷ flexion beyond 55° : anterior translation

　(ex: 견관절을 55도 이상 전방 굴곡시 상완골두의 전방전위가 발생한다)

▷ Extension beyond 35° : posterior translation

(2) Internal Rotation과 External Rotation

▷ Internal Rotation : anterior translation

▷ External Rotation : posterior translation

(3) Horizontal flexion과 extension

▷ Horizontal flexion : anterior translation

▷ Horizontal extension : posterior translation

(4) Abduction : superior translation

(5) Hand behind back

움직임 분석 : IR ⟿ extension ⟿ anterior tilt & IR of the scapula ⟿ elbow flexion

▷ 상완골두의 전, 후, 하방으로의 translation이 모두 결합되어 있는 형태의 운동이다. 따라서 hand behind back의 회복을 위해서는 순차적인 접근이 필요하다.

3. ST joint의 kinematics

전인, 후인, 아래회전, 위회전, 하강, 거상, 내회전, 외회전

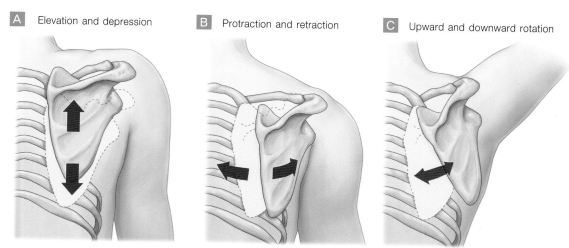

| A | Elevation and depression | B | Protraction and retraction | C | Upward and downward rotation |

그림 2-16 견흉관절의 움직임 A. 거상&하강, B. 전인&후인, C. 상방회전&하방회전

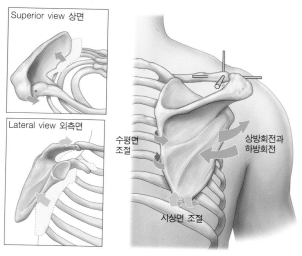

그림 2-17 견흉관절의 움직임

1) 거상(Elevation) & 하강(Depression)

(1) Elevation

elevation은 shrugging이라고도 하는데, 주동근(Agonists)은 견갑거근(Levator scapulae), 상부 승모근(Upper trapezius), 능형근(Rhomboideus)이다. 가장 긴장이 많이 되는 position이다.

(2) Depression

Depression의 주동근(Agonists)은 하부 승모근(Lower trapezius)과 소흉근(Pectoralis minor)이다.

2) 전인(Protraction) & 후인(Retraction)

(1) Protraction

Protraction은 견갑골의 회전 없이 견갑골이 흉추극돌기에서 멀어지는 동작이다.
주동근은 전거근(Serratus anterior)과 소흉근이다.

(2) Retracion

Retraction은 견갑골의 회전 없이 견갑골이 흉추 극돌기에 가까워지는 동작이다.
주동근은 중부 승모근(Middle trapezius)과 능형근이다.

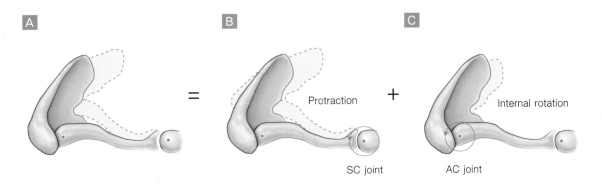

그림 2-18 복합적인 견흉관절의 움직임(전인+내회전)

3) 상방 회전(Upward Rotation) & 하방 회전(Downward Rotation)

(1) **Upward rotation**

주동근(Agonists)는 상부 승모근(Upper trapezius), 하부 승모근(Lower trapezius), 전거근(Serratus anterior) 이고 외전시 이들은 견관절의 짝힘(Force couple)의 균형을 통해 정상적인 움직임을 일으킨다.

Upward rotation시킬 때

① 가장 먼저 serratus anterior 작용

② 그 다음에 위에서 잡아올리는 근육인 upper trapezius 작용

③ 더 올라가기 위해서 아래서 잡아내리는 lower trapezius 작용

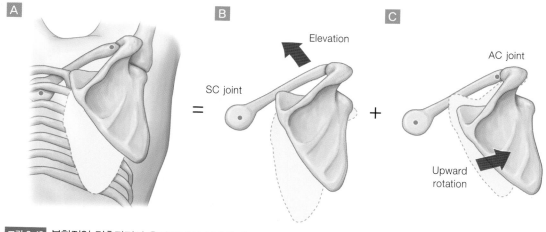

그림 2-19 복합적인 견흉관절의 움직임(거상 상방회전)

어깨충돌증후군 환자(Impingement syndrome)에게서 가장 중요하게 생각되는 근육이 serratus anterior 이다.

만약 upward rotation 시킬 때 전거근(Serratus anterior)이 힘을 못 쓰면 Upper trapezius가 힘을 많이 쓰게 되어 Upper trapezius가 과긴장되게 된다. Upper trapezius가 과긴장되면 상호억제작용(Reciprocal Inhibition)에 의해서 길항근인 Lower trapezius는 더욱 약화가 된다. 그래서

upward rotation할 때 문제가 있는 환자는 항상 Lower trapezius가 약화 되어있다.

(2) Downward rotation

견갑골을 아래로 회전시키는 주동근(Agonists)은 소흉근(Petoralis minor)과 능형근(Rhomboideus)이다.

4) 내회전(Internal Rotation) & 외회전(External Rotation)

(1) Internal rotation

상하축(y축)에 대해 견갑골의 바깥면이 앞쪽으로 이동한다.

(2) External Rotation

상하축에 대해 견갑골의 바깥면이 뒤쪽으로 이동한다.

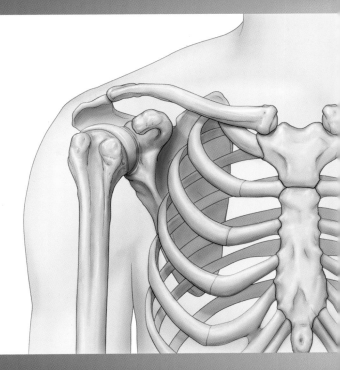

진단과 치료

1. 체형분석 및 진찰

환자를 선 자세에서 관찰할 수 있는 부분은 다음과 같다.

1) 정면에서의 관찰

(1) 어깨의 높이

① 본 환자(그림 3-1A)의 경우 우측 어깨의 높이가 좌측에 비해 낮다. 주로 오른손잡이는 오른쪽 어깨가 하강(Depression)되는 경향이 있다.

② 어깨가 낮은 쪽은 견갑골이 하방회전(Downward rotation)+하강(Depression)되므로 어깨충돌증후군(Impingement syndrome)이 발생할 확률이 높다.

(2) 유두의 높이

보통 어깨의 높이가 낮은 쪽이 유두의 높이도 더 낮게 된다(그림 3-1B).

(3) 흉쇄관절(SC joint)

앞으로 나온 쪽이 있는지, 위아래로 많이 편위된 쪽이 있는지 확인한다(그림 3-1C).
보통 정상측의 경우 관상면(Coronal plane)상에서 쇄골이 상방으로 경사진 모습을 보이지만 환측의 경우 경사가 감소(수평에 가까워짐)한다.

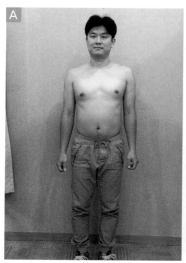
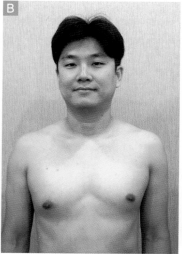
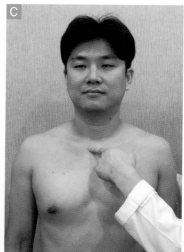

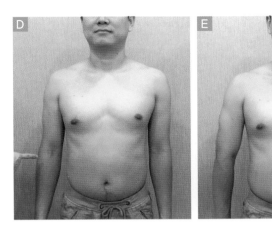

그림 3-1 어깨의 높이(A), 유두의 높이(B), 흉쇄관절(C), 상완골의 몸통에서 벌어짐(D), 상완골의 내회전(E)

(4) 상완골의 몸통에서 벌어짐

상완골이 외전되어 벌어진 쪽이 대부분 환측이 된다(그림 3-1D).

(5) 상완골의 내회전

상완골이 내회전되서 손등이 많이 관찰되는 쪽이 보통 환측이고(그림 3-1E), 어깨의 거상이 제한되
는 경우가 많다. 내회전에 많이 관여하는 근육은 광배근(가장 많다), 대원근, 견갑하근의 순서이다.
외회전근의 약화를 동반한 내회전근의 단축이 일어나는 경우가 많다. 외회전에 관여하는 근육은 극
하근, 소원근이 있고 내회전에 관여하는 근육은 광배근(가장 많다), 대원근, 견갑하근의 순서이다.

2) 후면에서의 관찰

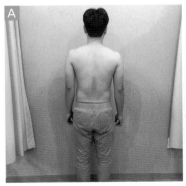
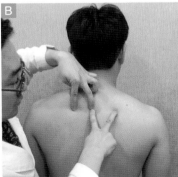
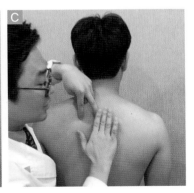

그림 3-2 후면에서의 관찰 A. 어깨의 높이, B. 흉추로부터 견갑골 내연까지 거리차 확인, C. 정상넓이-4횡지

후면에서의 어깨의 높이 차이를 확인한 후 흉추극돌기에서 견갑골 내연까지의 너비를 확인한다. 흉추극돌기(Thoracic spinous)를 중심으로 견갑골 내측면(Scapular medial border)이 벌어진 넓이를 관찰한다. 보통은 4횡지 정도 벌어진 정도가 기준이 되며 비정상적으로 많이 벌어진 쪽은 견갑골이 전인(Protraction), 넓이가 좁아진 쪽은 견갑골이 후인(Retraction)된 것으로 판단한다.

3) 측면에서의 관찰

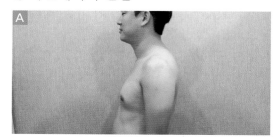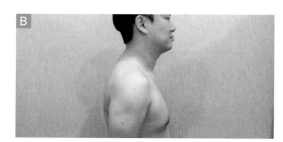

그림 3-3 정상적인 상완골의 각도(A), 비정상적으로 기울어진 각도(B)

상완골의 각도가 시상면(Sagittal Plane)상에서 앞뒤로 기울어짐이 있는지 관찰한다. 정상측의 경우 경사가 수직에 가까운데 환측의 경우 상완골의 각도가 앞으로 기울어진 경우가 많고 이 경우 충돌증후군(Impingement)이 다발한다. 상완골두가 전상방(Anterosuperior)으로 아탈구(Subluxation)된 경우가 가장 많고 이 경우 소흉근(Pectoralis minor)의 긴장이 심한 경우가 많다. 또한 환측의 경우 견갑골의 전방 기울임(anterior tilt)이 나타나는 경우가 많다.

4) 쇄골의 수평화

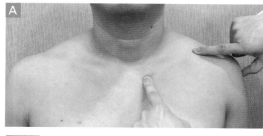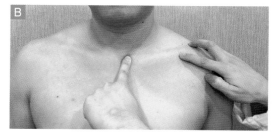

그림 3-4 정상적인 upward rotation(A), 비정상적인 downward rotation(B)

주로 수영하는 여성들이나 모델들에게서 많이 보인다.
견갑골이 downward rotation 되면서 쇄골이 수평화된다.

2. SC joint의 진단 치료

1) 진단

SC joint는 흉골에 대한 쇄골의 움직임이 중요하다. 어깨 견갑대를 거상(Elevation: SC joint에서 원활한 움직임을 보이면서 같이 거상되면 정상)시켰을 때와 견관절을 수평외전(Horizontal abduction: SC joint가 전면(Ventral side)으로 원활하게 이동하면 정상), 수평내전(Horizontal adduction: SC joint가 원활하게 후면(Dorsal side)으로 이동하면 정상) 시켰을 때의 움직임을 확인해서 움직임이 둔화된 관절이 가동성이 제한된 환측으로 진단한다. 보통 어깨를 수평내전(Horizontal adduction)시킬 때 후방(Dorsal side)으로 이동하는 움직임과 거상(Elevation)시 움직임의 관찰이 용이하다. 전방(Anterior: Ventral side), 하방(Inferior: Caudal side), 내측(Medial)으로의 아탈구가 가장 흔하므로 보통 교정은 후상외측(Posterior: Dorsal side, Superior: Cephalic side, Lateral) 방향으로 하는 경우가 많다.

가장 간단하게 환측을 판단하는 방법은 다음과 같다.

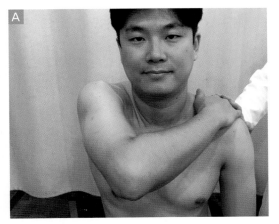
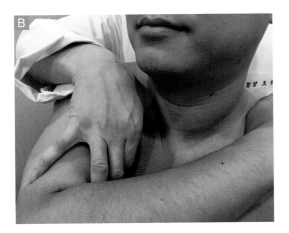

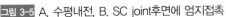
그림 3-5 A. 수평내전, B. SC joint후면에 엄지접촉

의사는 환자의 쇄골흉골단(Clavicle sternal part)의 후면에 깊이 손을 댄 상태로 환자의 어깨를 수평내전(Horizontal Adduction)시킨다. 쇄골이 정상적으로 후면으로 이동하면서 손가락이 눌리는 느낌이 오면 정상이고 움직임이 제한되면서 손가락의 눌림이 제대로 발생하지 않는 쪽이 환측이 된다(그림 3-5A, B).

2) 치료

(1) Mobilization

환자는 팔을 90도이상 외전시킨상태에서 의사는 양엄지로 쇄골흉골단의 후면에서 전면으로 티슈풀한 뒤, 쇄골을 외회전(전상방으로 밀어준다)시키면서 환자의 팔을 180도까지 능동외전시킨다(그림 3-5A, B, C).

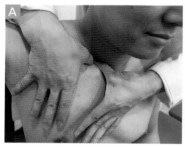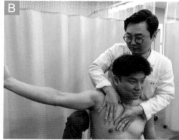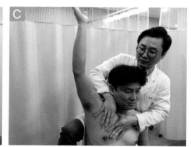

그림 3-6 A. SC joint후방에 엄지 접촉, B. C. 환자의 능동외전

(2) 자침법

흉쇄관절이 문제 있을 경우 대부분 쇄골하근부위에 압통과 경결을 동반하므로 횡방향으로 비스듬이 자침 하거나, 기흉의 우려가 있어 시술이 힘든 경우 손가락 으로 좌우로 가볍게 문질러준다(그림 3-7).

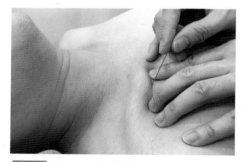

그림 3-7 SC joint의 자침법

3. AC joint의 진단 치료

1) 증상: 특별한 증상이 없지만 표현할 수 없는 모호한 통증을 호소하는 경우가 많다. 주로 넘어지 면서 손을 짚은 후에 손상이 다발한다.

2) 진단: 우선 관절부위를 눌러서 압통을 확인하고 쇄골이 견봉에 비해 비정상적으로 올라와 있는 지를 확인한다. 그리고 다음의 테스트를 진행한다.

accessory test: horizontal adduction test + resisted adduction test + full range of motion에서 통증

* **horizontal adduction test**

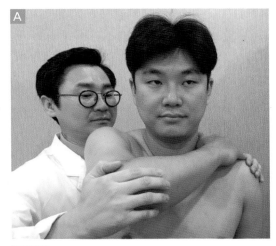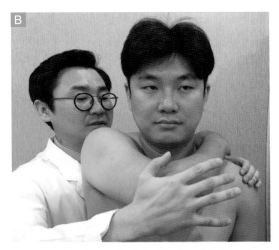

그림 3-8 의사는 환자의 어깨를 passive하게 horizontal adduction 시킨(A) 이후에, 환자의 팔꿈치를 내전방향으로 더 밀어주면서(B) 통증의 발생정도와 저항을 평가한다.

의사는 환자의 어깨를 passive하게 horizontal adduction 시킨 이후에, 환자의 팔꿈치를 내전방향으로 더 밀어주면서 통증의 발생정도와 저항을 평가한다(그림 3-8).

3) 치료

(1) AC joint압통점자침
쇄골의 견봉단 부위에서 압통점을 찾아 자입한다.

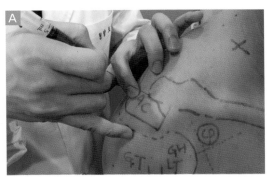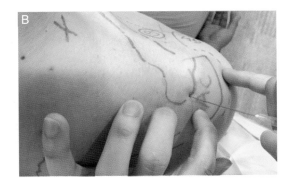

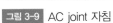 그림 3-9 AC joint 자침

(2) **테이핑**

주로 견봉(Acromion)과 쇄골이 벌어지면서 (Seperation) 쇄골이 상방(Superior)으로 아탈구(Subluxation)되는 경우가 많으므로 전후 압박고정과 쇄골의 하방고정이 목표가 된다. 쇄골을 하방(Caudal)으로 눌러주면서 쇄골과 견봉이 가깝게 고정되도록 힘을 유지하면서 전후로 테이핑한다.

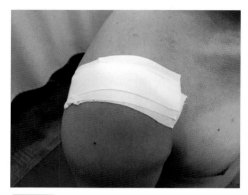

그림 3-10 AC joint 테이핑

(3) **교정법**

 AC joint의 Deep part문제일 경우 통증을 가중시키거나 불안정성을 증가시킬 가능성이 있으므로 따로 소개하지 않는다.

4. GH joint

4-1. 어깨충돌증후군(Impingement syndrome)

1) 어깨충돌증후군(Impingement)의 patho-biomechanism

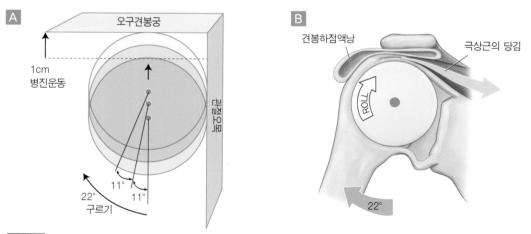

그림 3-11 A. Impingement의 모식도, B. Impingement를 유발하는 patho-biomechanism

Impingement syndrome은 오구견봉궁(Coracoacromial arch)과 상완골두 사이 간격이 좁아지면서 생기는 구조적인 문제이다. 회전근개건염(Rotator cuff tendinitis)를 일으키는 여러 문제 중의 하나이다. 상완골두를 덮고 있는 구조물은 오구견봉인대, 견봉쇄골 관절, 견봉, 견봉하 점액낭 등으로 상완골두 위에 위치한다. 정상적인 상황에서 GH joint의 움직임은 convex-concave rule에 따라, rolling과 sliding이 반대방향으로 이루어지며(그림 2-9), 상완골두는 위 그림(3-11A)의 붉은색 원과 같이 항상 glenoid fossa의 중간에 위치하게 된다. 하지만 병리적인 상황에서는 위 그림(3-11A)의 노란색 원과 같이 rolling과 sliding이 같은 방향으로 일어나 견봉하점액낭을 압박하여 arthrokinematic에 의해 극상근의 약화가 발생하며, 이에 대한 synergistic dominance로서 삼각근의 보상적인 과부하가 나타나 결과적으로 상완골의 상승을 일으켜 견봉하점액낭을 더욱 압박하게 되어 Impingement를 초래한다.

※ Impingement syndrome으로 발전될 수 있는 요인

(1) 직접적인 견봉하 공간의 좁아짐
   ① 해부학적 이상으로 인한 견봉돌기의 잠식
   ② 견갑골이 정상적으로 조절되지 않아서 일어나는 견봉돌기의 하방 움직임
   ③ 관절와상완관절(GH joint)의 전방불안증으로 인해서 일어나는 상완골두의 전상방 움직임
(2) 간접적인 견봉하 공간의 좁아짐
   ① 회전근개에 대한 과도한 부하에 의해 회전근개가 약해지면서 상완골두 올림근과 내림근 사이에서 불균형이 발생할 수 있다. 이로 인해 상완골두가 거상되면서 회전근개의 힘줄을 자극하고 부종을 일으켜서 견봉하 공간이 좁아지게 된다.
   ② 비정상적인 자세나 외상에 의한 회전근개 근육의 과사용으로 회전근개 건염이 발생되면 회전근개의 힘줄을 자극하고 부종을 일으켜 견봉하 공간이 좁아지게 된다.
   ③ 견봉하점액낭, 극상근건, 극하근건, 상완이두근의 장두, 어깨의 관절낭 등 견봉하 공간에 있는 연부조직의 염증으로 인해 공간이 좁아질 수 있다.

2) 견봉하 공간의 좁아짐과 연관된 Impingement의 이학적 검사

(1) Neer test

의사는 환자의 견갑골을 안정화 시키고 엄지손가락은 아래를 향한 채(Internal Rotation)(그림 3-12A) 수동적으로 어깨 굴곡(flexion)을 시행한다(그림 3-12B). 이 검사에서 통증이나 걸림이 있다면 양성(+)으로 Impingement이라고 진단할 수 있다.

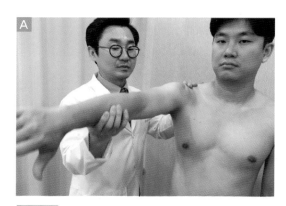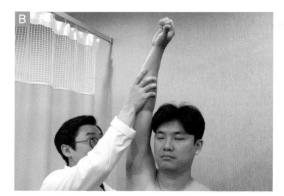

그림 3-12 neer test

(2) Hawkins kennedy test (HK test)

의사는 환자의 팔꿈치를 안정적으로 받친 후 수동적으로 90도 어깨외전(abduction)과 30도 어깨굴곡(flexion), 그리고 90도 팔꿈치 굴곡(elbow flexion)을 시행한 상태에서 어깨를 내회전(internal rotaion)시킨다. 이 검사에서 통증이 있거나 걸림이 발생하면 양성(+)으로 충돌증후군이라 진단할 수 있다.

항상 건측부터 시행한다. 팔꿈치는 가볍게 받친 상태로 내회전시키면서 통증, 제한, 어깨의 거상이 일어나는지 확인한다.

환측: 어깨의 통증, 걸림, 거상이 발생한다.

※ HK test를 통해서 볼 수 있는 어깨 충돌 증후군의 유형

(1) Mal-adaptive(비적응상태)

통증에 대한 적응이 일어나지 않은 환자는 HK test에서 저항이 적고, 즉각적인 통증이 심한 운동손상 장애(Movement impairment)의 모습을 보이는데, 이는 어깨 충돌현상에 대한 급성기 통증이므로 통증조절을 위해서 NSAID(Nonsteroidal Antiinflammatory Drug)가 필요할 수 있다.

(2) Adaptive(적응상태)

통증에 이미 적응된 환자는 HK test에서 저항이 발생하고 통증은 적은 편인데, 이는 주로 만성기 장애로 예후가 나쁜 편이며, 환자의 자세는 scapular Internal Rotation, abduction, anterior tilt의 형태를 보인다.

이런 환자에게 자세의 교정을 위해 scapular External Rotation, adduction, posterior tilt를 시킨 상태로 HK test를 시행하면 저항은 줄어들지만 통증은 오히려 더 심해지는데, 이는 운동손상 장애(Movement impairment)가 아니라 운동조절 장애(Control impairment)라는 것을 의미한다. 왜냐하면 운동손상 장애에서는 운동손상을 줄여주는 방향으로 자세를 바꾸면 통증이 줄어드는데, 이

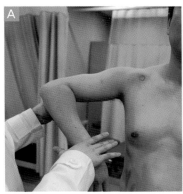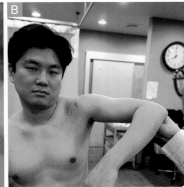

그림 3-13 A. 건측의 HK test, B. 환측은 HK test를 시행하기전 팔꿈치를 받히기만 해도 Muscle guarding 현상으로 어깨가 올라간다.

경우는 오히려 통증이 심해지기 때문이다.

3) Impingement의 most common problems

(1) 견봉하점액낭염(Subacromial bursitis)

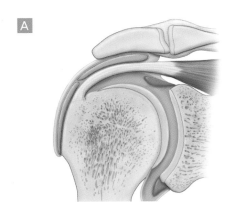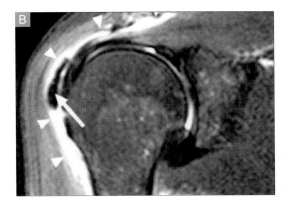

그림 3-14 A. 견봉하점액낭 삼각근하 점액낭, B. 점액낭염 초음파사진

· 거의 모든 방향의 견관절 수동 검사시 통증이 발생한다.
· 통증을 동반한 동통호가 매우 분명하다.
· 밤에 잠 잘 때 심하게 통증이 발생되는 경우가 많다.

71

(2) 극상근건염(Supraspinatus tendonitis)

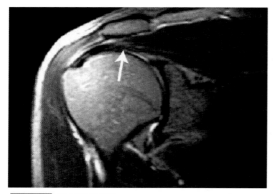

그림 3-15 극상근건염(Suprasinatous tendonitis)

· 외전(Abduction) 저항검사(Resisted test) 시 통증이 발생하는 가장 흔한 원인
· Humerus Greater tubercle의 극상건-골막 연결부위에서 다발
· 점액낭염증 그리고 건의 부분파열인 경우에 도 발생(Musculotendinous junction에서 다발한다고 설명하는 책도 있다)
· 수동적 거상시 운동 끝에서 통증 (상지를 끝 까지 올리면 관절순(Glenoid labrum)부위에 극상근 심부 부착부가 닿기 때문)

* Subacromial bursitis와 Supraspinatus tendonitis의 감별

Subacromial bursitis와 Supraspinatus tendinitis 모두 저항 외전검사(Resisted abduction)시 통증이 발생될 수 있다. 그러나 Subacromial bursitis의 경우, 팔을 아래로 견인하면서 저항 외전검 사를 시행하면 통증이 감소하거나 없어진다. 점액낭이 눌리는 공간에 여유가 생기기 때문이며, Supraspinatous tendinitis의 경우는 팔의 견인과 상관없이 저항 외전시 계속 통증이 나타난다.

* 침치료 또는 자침

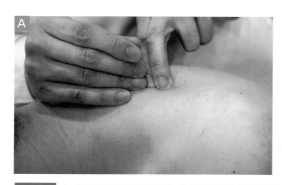 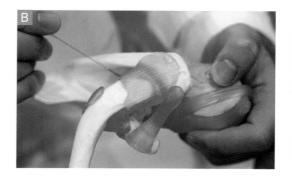

그림 3-16 A. 극상근 자침 체표면모습, B. 극상근자침 골격모형

Scapular spine을 촉지한 후 그 위에서 supraspinous fossa를 향해 횡으로 길게 자침한다. 약침을 사용할 수도 있다.

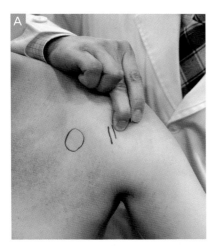
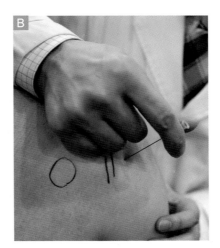

그림 3-17 A. 극상근 건골막부착부 촉진, B. 극상근 건골막부착부 자침

Bicipital groove를 촉지한후 그 외측 상완골의 대결절 부위에서 외전을 시키면서 극상건을 촉지한다(그림 3-17A). 확인된 극상건 부위를 향해 자침 또는 약침을 주입한다(그림 3-17B).

(3) **이두근건 long head의 염증(Long head of biceps tendonitis)**

· Anterior capsule tightness에 의한 어깨 전방 통증이 아닌 경우 고려.
· Speed test 양성이면서 어깨 깊숙한 곳에 통증을 느낄 경우 SLAP(Superior Labrum Anterior to Posterior) 가능성도 고려해야 함.
· Speed test시 통증이 나타나면 양성.

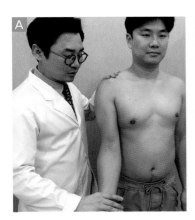
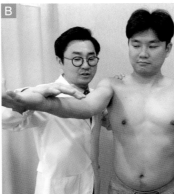
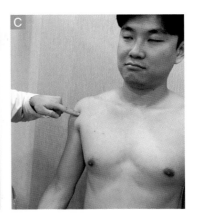

그림 3-18 A, B. speed test, C. biciptial groove

* speed test

전완부를 회외시키고, 주관절을 완전 신전시킨 상태에서, 어깨를 저항굴곡(Resisted flexion)시킨다. 이때 손가락이 가리키는 Bicipital groove(Intertubercular groove)에서 통증이 오는지 확인한다(그림 3-18A, B).

(4) **Acromioclavicular joint sprain**

· 어깨를 움직이는 동안과 움직인 후에 Acromioclavicular joint에 통증이 나타남.
· 수동적 수평내전(passive horizontal adduction)시 통증발생

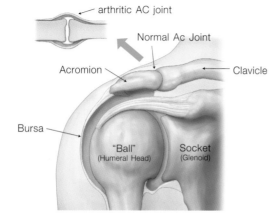

· 표층부 손상
   촉진 시 통증(+)
   통증호(−)

· 하층부 손상
   촉진 시 통증(−)
   통증호(+)
   극상근 부분파열 동반.

그림 3-19

4) Impingement syndrome에서 일반적인 ROM 이상

① 견관절 90도 외전에서 내회전이 감소하는 경우

후관절낭 경결(Posterior capsule tightness)로 인해 발생하며, 그 결과로 상완골두가 전상방 또는 전내측(Anteriorly medial)으로 이동하는 견갑와상완관절의 위치이상을 보이는데, 이것이 Impingement의 가장 흔한 원인이자 가장 흔히 볼 수 있는 자세이다.

② 견관절 90도 외전에서 외회전이 감소하는 경우

전관절낭 경결(Anterior capsule tightness), 대소흉근(Pectoralis major & minor) 과 견갑하근(subscapularis)의 tightness가 있을 수 있다

③ 외전(Abduction)의 제한

근육조정(Motor control) 능력의 저하나 근력저하(Muscle weakness)로 인한 제한인지 확인. 아

래관절낭(Inferior capsule)이 tightness되어 있는지 확인.

④ 굴곡(flexion)의 제한

광배근(Latissimus dorsi)의 제한(restriction)

⑤ 신전(extension)의 제한

상완이두근(Biceps) tightness

⑥ Hand behind back(열중쉬어자세)이 제한

견갑하근(Subscapularis)의 긴장

견갑하근의 자침: 환자의 어깨를 외전, 팔꿈치는 굴곡 시 킨 상태로 의사의 어깨에 가볍게 올린다. 의사는 환자의 늑골벽을 보조수로 정확하게 촉지하여 확인하고 견갑골 의 외측면을 동시에 촉지하여 확인한다. 의사는 늑골벽의 외측, 견갑골 외측면의 내측 견갑와 부분에서 경결부를 찾아서 자침한다(그림 3-20).

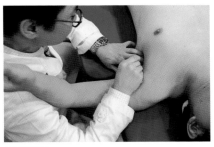

그림 3-20 견갑하근의 자침

⑦ 비정상적인 견갑와상완관절 위치(Abnormal GH position)

상완골두의 전상방(Anterior superior) 또는 전내측(Anteriorly medial)으로의 이동

5) Shoulder girdle과 연결되는 kinetic chain

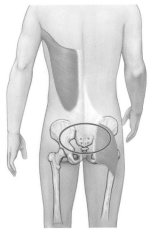

그림 3-21 Posterior oblique system

* Posterior oblique system

상지의 kinetic chain과 하지의 kinetic chain은 Posterior oblique system에 의해 연결이 된다. 동 측에 있는 흉요근막(Thoracolumbar fascia), 광배 근(Latissimus dorsi)은 반대측에 있는 천장관절 (Sacroiliac joint)과 대둔근(Gluteus maximus)으 로 연결되는데 이 시스템의 목적은 천장관절의 안정 화이다.

천장관절(SIJ)의 가장 큰 역할중 하나는 허리에서 받 는 힘을 하지로 분산시켜주는 것인데, 그 기능을 함 께 담당하고 있는 것이 여러 가지 근육과 근막, 관절

로 이루어진 kinetic chain(그 중에서도 Posterior oblique system)이다.
특히 Posterior oblique system의 상태를 잘 볼 수 있는 곳이 광배근이다.

* 광배근을 진찰하는 방법은 다음과 같다(그림 3-22 광배근 검사A, B, C).
상체 우회전 시에는 우측손바닥을 위로 가게 양손바닥을 겹쳐서 우회전하고, 상체 좌회전 시에는 왼쪽 손바닥을 위로 오게 양손바닥을 겹쳐서 좌회전한다. 만약 우회전 시 더 뻑뻑하고 회전이 덜 된다면 우측의 Posterior oblique system의 정상적인 작동에 문제가 온 것이다.
이것을 확인해보는 또 하나의 방법은
양쪽 어깨를 굴곡(Flexion) 시켜봐서 어느 쪽이 더 뻑뻑하고 ROM에 제한이 있는가 확인한다. 우측의 Posterior oblique system에 문제가 있으면 우측 어깨 굴곡시 더 뻑뻑하고 ROM에 제한이 걸린다.
이때 치료는 동측 광배근의 정상적인 작동을 위하여 firing시키는 목적으로 동측에 자침한다.
Posterior oblique system이 존재하기 때문에 광배근에 직접 놓지 않고 동측의 thoracodorsal fascia(thoracolumbar fascia)에 자침을 해도 좋다. 자침시 Myofasial Pain Syndrome(MPS)적인 개념으로 접근하기 보다는 kinetic chain의 개념으로 접근하는 것이 중요하다.

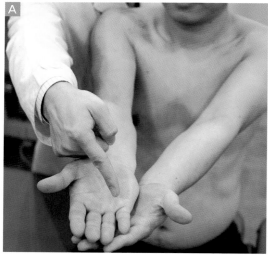

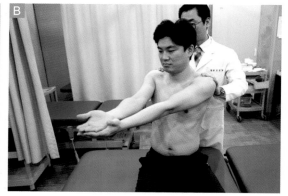

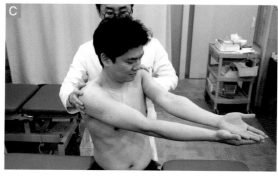

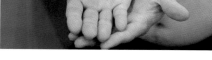

그림 3-22 광배근 검사

A. 검사하고자 하는 쪽 손바닥이 위로 오도록 손바닥을 포갠다
B. 상체를 우회전한다(제한)
C. 상체를 좌회전한다

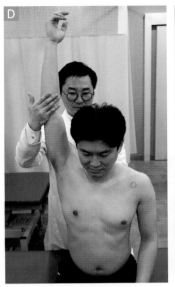

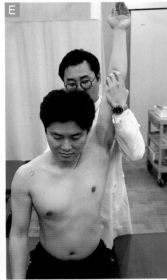

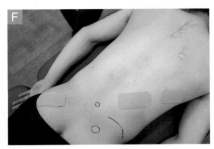

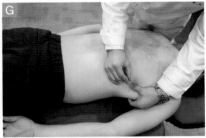

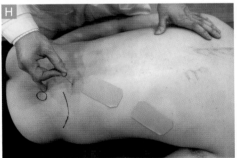

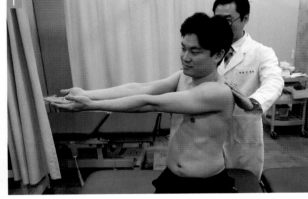

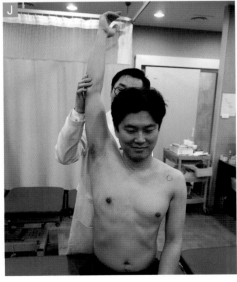

D. 우측 어깨를 굴곡한다(제한)
E. 좌측 어깨를 굴곡한다.
F. posterior oblique system 주행라인
G. 광배근 어깨부위 자침
H. 광배근 요천부위근막 자침
I. 광배근 자침후 우회전 증가
J. 광배근 자침 후 우측 어깨 굴곡 증가

77

4-2. 오십견(Frozen shoulder)

1) 어깨의 짝힘작용(Force couples of the shoulder)

(1) 관절와상완관절(GH joint)에서 작용하는 짝힘 작용

① 횡단면(Transverse plane)

전방의 견갑하근과 후방의 극하근은 관절와상완관절의 전후에서 균형을 유지하고 상완골두가 관절와 중심에 위치하도록 한다. 견갑하근이 긴장되면 상호 억제 작용에 의해서 극하근은 약해지게 되며 짝힘 작용은 균형을 잃게 된다. 이로 인해 관절와상완관절에서 상완골두는 관절와 중심에서 벗어나 전방으로 향하게 된다. 이러한 비정렬상태에 의해서 관절의 스트레스는 증가되어 관절낭의 유착이나 주위 연부조직에 과부하를 초래하게 된다.

② 관상면(Coronal plane)

위쪽의 삼각근과 아래쪽의 견갑하근, 극하근, 소원근에 의해서 상하균형을 유지하고 관절이 정상위치에 놓이게 한다. 상완골을 위로 올리는 삼각근이 긴장을 하게 되면 상호 억제 작용에 의해서 상완골을 밑으로 당기는 견갑하근, 극하근, 소원근은 상대적으로 약해지게 되며 이를 통해 짝힘작용의 균형을 잃게 된 관절와상완관절(GH joint)은 정상위치를 벗어나게 된다. 이러한 비정렬상태에 의해서 관절의 스트레스는 증가되어 관절낭의 유착이나 주위 연부조직에 과부하를 초래하게 된다.

③ 횡단면과 관상면의 짝힘작용의 불균형적인 관절와상완관절(GH joint)에 유착과 과부하를 초래하여 견갑상완리듬(Scapulohumeral rhythm)을 억제시킨다(**그림 3-23**).

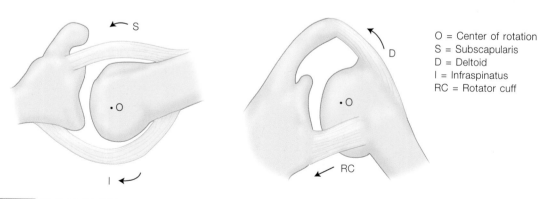

그림 3-23 어깨의 짝힘작용(Force Couples of the Shoulder)

(2) 견흉관절(ST joint)에서 작용하는 짝힘작용

① 흉골쇄골관절축(Sternoclavicular joint axis)

• 견흉관절의 위쪽회전을 담당하는 주동근은 전거근(Serratus anterior)이지만 전거근의 약화로 인해서 협력근우세작용이 발생되어 그 협력근인 상부승모근이 더욱더 긴장하게 된다(그림 3-24A).

② 견봉쇄골관절축(Acromioclavicular joint axis)

• 늑골쇄골인대의 과긴장은 흉쇄관절의 움직임을 과도하게 억제하고 견쇄관절(쇄골단견봉지)의 과도한 움직임을 유발한다. 견쇄관절의 과도한 움직임으로 견흉관절의 외전 움직임을 촉발시키는 전거근이 약화되고 이로 인해 협력근 우세작용에 의해 상방회전의 협력근인 상부승모근에 과긴장이 발생된다. 결국 상방회전의 길항근인 하부승모근은 약화된다. 또한 견관절 외전 시 짝힘을 통해서 견갑골을 하강, 외전시키는 하부승모근의 약화는 상부승모근(견봉지)을 더욱 더 긴장시키고 이는 흉추의 과굴곡을 유발한다(그림 3-24B).

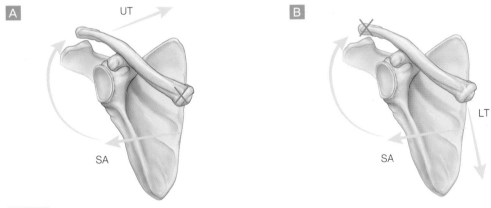

그림 3-24 A. 흉쇄관절축의 짝힘작용, B. 견쇄관절축의 짝힘작용

(3) 오십견과 짝힘 작용 사이의 관련성

오십견에서 관절와상완관절의 유착에 대한 보상작용을 하는 견갑골의 위쪽회전이 견흉관절의 과부하를 초래하게 된다. 이러한 과부하는 견갑골의 위쪽회전에 대한 짝힘 작용의 불균형에 의해서 전거근, 하부승모근의 약화 및 상부승모근의 과도한 긴장을 통해 견갑골의 상승, 상방회전을 유발시키고 또한 흉추의 과굴곡과 같은 자세 이상을 유발시킨다.

오십견환자의 두드러진 특징인 견갑골 상승은 견흉관절의 위치가 정상적인 견갑골 위치에 비해서 이미 상방 회전된 위치로 변위되어 있다는 말이다.

2) Frozen shoulder의 임상경과

Frozen shoulder는 의학적으로는 결빙, 동결, 해동 단계를 거쳐 회복에 이른다.
그러나 대부분 순차적으로 그러한 경과를 밟지는 못한다.

동결 단계란 통증은 회복되지만 어깨 움직임은 뻣뻣하게 굳어있는 단계인데, 이때 scapulohumeral rhythm이 깨어진 상태에서 안 좋은 자세를 유지 한다던가, 통증이 줄어든 상황에서 과부하가 걸리는 동작을 계속적으로 반복하다 보면, 환자는 다음 단계인 해동 단계로 진행하지 못하고 동결기에 계속 머무르게 되는 것이다.

Frozen shoulder의 임상경과는 다음과 같이 진행된다.

(1) 결빙 단계(Freezing stage)로 통증이 서서히 시작되게 된다. 그리고 통증이 심해질 때 어깨의 움직임이 줄어들게 된다. 이 단계는 6주에서 9개월 정도 지속될 수도 있다.

(2) 동결 단계(Frozen stage)로 통증이 서서히 회복되게 된다. 그러나 어깨의 움직임이 제한된다. 이 단계는 일반적으로 4개월에서 9개월 정도 지속된다.

(3) 해동 단계(Thawing stage)로 오십견의 임상경과에서 마지막 단계에 해당되며 회복기를 의미한다. 외부적 스트레스로 인한 보상변위가 없는 정상적인 경우 어깨의 움직임이 서서히 회복된다. 이 단계는 일반적으로 5개월에서 26개월 정도 지속된다.

(4) Frozen shoulder의 임상경과 패턴은 위 세 단계를 거치면서 정상적 어깨의 움직임을 서서히 회복하게 된다. 하지만 비정상적 자세나 스트레스로 인한 이상 변위는 정상적 견갑상완리듬을 만들지 못하고 짝힘 작용의 불균형을 일으켜 정상적인 회복 단계를 거치지 않고 만성적 어깨 기능부전증을 야기하게 된다.

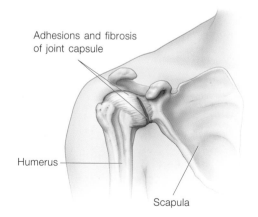

Adhesions and fibrosis of joint capsule

Humerus

Scapula

그림 3-25 오십견의 관절낭 유착 및 섬유화

3) Frozen shoulder에서 ROM제한이 나타나는 원인

(1) Rotator cuff interval capsule tightness – 가장 흔하게 발생
(2) Scapular dyskinesia-견갑골이 상승(elevation)되는 등의 이유로 제 기능을 못하면서 발생한다.
(3) Thoracic stiffness-흉추자체가 분절제한되면서 발생한다. 대표적으로 흉추가 후만(Kyposis)
　되면서 온다.
(4) Trauma or immobilization-다친다든지, 수술하고 난 뒤에 움직이지 못하면서 발생한다.
　Cerebral Vascular Accident(CVA) 환자들은 팔을 못 움직여서 이차적으로 Frozen shoulder이
　발생하기도 한다.
(5) Metabolic disease-대표적인 것이 당뇨환자이다.
(6) Inflammation-염증이 와서 이차적으로 오십견으로 진행될 수 있다.

4) 관절낭 패턴은 항상 맞는 것일까?(Capsular pattern true or false?)

Frozen shoulder는 외회전〉외전〉내회전 순으로 움직임에 제한이 온다는 Cyriax의 설명은 모든 케이스에 적용될 수 있는가?
결론적으로 말하면 그럴수도, 아닐수도 있다. 실제 초기엔 내회전의 제한과 통증이 두드러지는 경우도 있다.

Frozen shoulder는 발생 부위에 따라 운동제한패턴이 다르다. 그래서 증상의 차이가 있을 수밖에 없다.
(1) Rotator cuff interval capsule tightness
• 가장 호발하는 패턴이다.
(2) Anteior capsule tightness
• 특히 middle쪽에 있는 glenohumeral ligament tightness가 오게 될 경우로 아주 심한 frozen
　shoulder가 발생한다.

5) Frozen shoulder의 특징적 패턴(표 3-1)

(1) 흉추의 편위와 후만(Deviation and Kyphotic posture of Thoracic spine)
외전 시 정상인 경우 동측으로 흉추의 측굴이 발생되지만 오십견 환자는 관절와상완관절의 유착으로 인한 보상작용으로 몸이 반대 측으로 기울어져 동측으로 흉추의 측굴이 발생되지 않게 된다. 그

표 3-1 *Dr. Cho's approach – shoulder capsular tightness 정리

	Posterior capsule	Rotator cuff interval	Anterior capsule	Inferior capsule
Most common	Impingement	Frozen shoulder, sometimes impingement	Typical(severe) frozen shoulder	Frozen shoulder, sometimes impingement
GH joint position	거상시 상완골두의 전상방 변위	안정시 상완골두의 전방변위	상완골두의 후방 변위	상완골두의 전방 또는 후방 변위
Restricted movement	90도 외전에서 내회전, 수평 내전, 굴곡운동 제한	신전, 외회전의 제한	외전, 외회전, 신전, 수평 외전 운동제한	거상의 제한 (마지막 범위서)
Pain pattern	견관절 뒤쪽에 통증이 있고 상지의 뒤쪽으로 방산통이 있을 수도 있다.	상완골두 전방에 국소적인 통증, 야간 통증으로 수면에 방해	제한된 운동 방향으로 운동시 통증(외전시 통증이 심함)	다른 capsular tightness와 동반 되어 나타남
Diagnostic approach	: 우선적으로(통증호가 있다는 가정아래) Flexion을 시행하여 통증(PS)유발 확인 : 만약 PS(posterosuperior) 통증이 없다면 ER을 시행하여 AS(Anterosuperior) 통증이 유발되는지 확인	: 안정 시 GH joint의 전상방변위로 인해 비정상적인 견갑상완 리듬이 발생되어 거상시에 장애 : 우선적으로 외회전을 시행하여 통증 유발을 확인 : 만약 (치료 후) 견관절 전방에 통증이 없다면 굴곡을 시행하여 견관절 후방에 통증이 유발되는지 확인	심한 관절낭 긴장으로 인한 견갑상완 리듬의 이상으로 외전 자체가 힘들어짐	거상시 마지막 범위에서 제한이 오는지 확인
Treatment approach	Posterior mobilization	Posterior – inferior mobilization	: Posterior – inferior mobilization : 통증이 심하면 Anterior mobilization	Inferior mobilization
참고	Impingement 양상이라고 모두 posterior capsular tightness가 아니며 rotator cuff interval tightness가 발생될 수도 있다.			

리고 흉추의 가동성이 제한되면 흉추는 후만된다.

(2) Frozen shoulder에서 관절와상완관절의 유착과 그로인한 견흉관절의 보상작용으로 견갑상완리듬이 깨지고 짝힘의 불균형이 발생되게 된다. 그 결과 지속적인 유착이 발생하고 유착 주변조직의 비정상적인 신경자극으로 발생된 구심성 신호는 경추신경을 과민하게 만들어 어깨의 통증 및 연관통을 일으키게 된다.

또한 이러한 통증은 근육보호(Muscle guarding)와 근육 불균형을 통해서 어깨 움직임을 지속적으로 제한시키고 근육긴장이나 딱딱한 끝느낌(Hard endfeel)을 일으키게 된다. 흉추 후만의 증가는 어깨움직임 시 흉추의 정상적인 보상작용을 줄이게 되고 견흉관절의 움직임 변화를 초래한다. 또한 흉추 후만의 증가는 양쪽 광배근의 단축을 일으키게 되고 광배근의 단축은 어깨관절의 굴곡 또는 외전을 동반하는 팔의 상승 운동을 제한한다. 그리고 광배근의 단축으로 인한 내회전 작용은 어깨의 외회전을 제한할 수 있다.

6) 관절낭 긴장의 영향 (Effect of capsular tightness)

(1) Posterior capsule tightness(PCT)

* Impingement syndrome에서 가장 흔하게 올 수 있다

① Patho-biomechanism
* 견관절 굴곡, 내회전, 수평내전은 상완골두의 전방변위를 유발한다.
* PCT ⇨ 견관절 90도 외전 상태에서의 내회전 제한, 굴곡 제한을 유발한다.
* 과도한 상완골두의 전상방 이동은 impingement syndrome을 유발한다.
* 극상건의 퇴행을 유발한다.
* 견관절 거상시 후상부에 통증이 있거나 후부 깊숙한 곳에 통증이 있다. 또한 상지 외측으로 방산통이 발생할 수도 한다.

② 치료적 접근법
* 견관절 외회전 근육의 약화 및 견갑골 안정화 근육 관절가동술을 시행한다.
* 치료는 상완골두의 과도한 전방 이동을 후방으로 mobilization시켜 치료한다.

(a) Glenohumeral joint의 repositioning

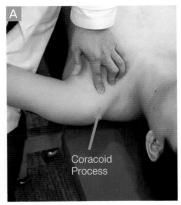
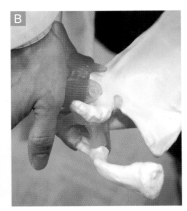
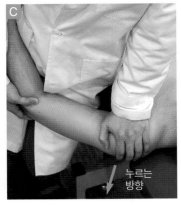

그림 3-26 A. GHJ의 정확한 위치 확인을 위해 오구돌기를 촉진한다, B. GHJ의 정확한 접촉위치, C. 후외방으로 관절가동술을 시행한다.

1. 환측 견갑골에 수건을 받치고 앙와위(Supine position)에서 오훼돌기(Coracoid process)를 찾는다.
   (의사는 환자의 손을 의사의 옆구리에 붙여 편한 자세를 잡고 보조수로 환자의 팔꿈치를 편하게

받친다)

2. Coracoid process에서 humeral head를 바깥쪽으로 살짝 밀어내면서 체중을 실어 지긋이 아래로(Dorsal) 누른다. 이 자세를 유지하며 posterior lateral 방향으로 관절가동술을 시행한다. 교정하는 동안 보조수로 팔꿈치를 살짝 견인한다.

(b) Glenohumeral Internal Rotation Deficit(GIRD)

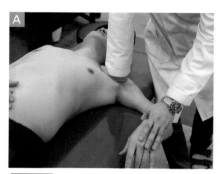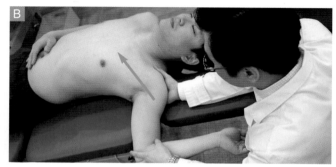

그림 3-27 A. 내회전 제한 확인, B. Anterior translation oscillation

1. 어깨를 한손으로 가볍게 압박해준 상태로 내회전의 제한을 확인한다.
2. 보조수로 견갑골을 지지한 상태에서 피수술자의 어깨는 90도 외전, 외회전시킨 후 주동수로 피시술자의 팔꿈치 부분을 가볍게 잡고 아랫방향(Dorsal)을 향해 진동을 주듯이 밀어준다. 이 경우 견관절은 전방으로 힘을 받는다.(Anterior translation oscillation)
3. 시술 후 다시 검사하여 내회전 범위가 늘어남을 확인한다.

(2) Rotator cuff interval tightness(RCT)

① hypothesis & DX
• 안정시 상완골두가 전상방으로 과도한 이동이 있다.
• Rotator cuff interval tightening시 특징적으로 신전, 외회전 제한이 발생한다.
• 통증처는 견관절 전상방에 국소화되어 나타난다(Localization).
• 야간통으로 수면장애가 발생하기도 한다.
• 낮에도 활동중 통증이 발생한다.
  예) 팔을 올려 소매에 손을 넣는 동작(외회전+외전)
    반대측 어깨를 씻는 동작(수평굴곡)

여성의 브라를 입는 동작(Hand behind back/내회전)

- 종종 퇴행성 변화 이후나 이두근, 견갑하근, 극상근의 과도한 사용으로 인해 유발된다.
- 치료는 상완골두를 후방 하방으로 mobilization시키면서 견관절의 가동범위를 증가시키는 것으로 한다.

② 치료적 접근법

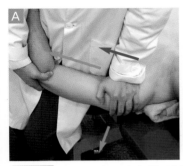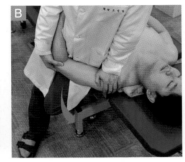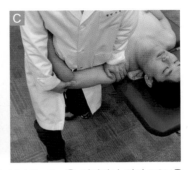

그림 3-28 A. RCT치료-견관절을 하방으로 견인하는 것이 PCT와 다르다, B, C. Mobilization을 시키면서 외전 ROM을 증가시킨다.

1. 환자의 손은 의사의 골반 위쪽에 고정시키고 의사는 팔꿈치를 잡고 상완골두를 하방(caudal)으로 견인시켜 mobilization을 용이하게한다.(파란색화살표)
2. Posterior-inferior(dorsal-caudal)(빨간색 화살표: 밑으로 당기면서 아래쪽을 향해) 방향으로 gliding-mobilization을 시키면서 조금씩 외전 ROM을 증가시킨다.
3. 견인과 자세를 유지한 상태 그대로 몸을 이용해 10~20여회 눌러준다.
4. 가동범위를 늘려가면서 2~4회 반복한다.

(3) Anterior capsule[MGHL/IGHL] tightness (ACT)

① Patho-biomechanism

- Anterior capsule은 middle & inferior glenohumeral ligament라 볼 수 있다.
- 어깨 신전, 외회전시 견관절은 후방으로 이동한다.
- Anterior capsule tightening시 외전, 외회전, 신전, 수평 외전이 제한된다.(Abduction, ER, Extension, Horizontal extension)
- 가동 범위의 제한은 외전과 함께 이루어질 때 더 심해진다.
- 견관절 개방 수술 후 재건술 및 견갑하근건 재건술 후 또는 퇴행성 골관절염에서 잘 발생된다.

• 완고한 오십견같이 어깨 전범위의 운동제한이 발생한다.

② 치료적 접근법

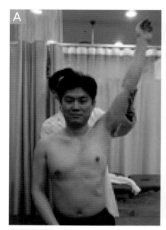
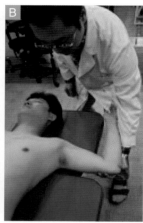
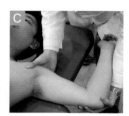
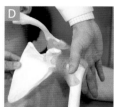
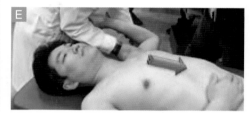

그림 3-29 A. 외전의 마지막 각도에서 제한, B. Inferior capsule mobilization 준비자세, C. 상완골두상방에 접촉, D. 정확한 접촉점, E. 하방(족방)으로 관절 가동술 시행

• 실제치료는 RCT에 준해서 과도하게 후방으로 이동된 견관절을 mobilization 시킨다.

(4) Inferior capsule tightness

① Patho-biomechanism

• 견관절의 상방 이동으로 인해 외전 제한이 발생한다.

② 치료

1. Inferior capsule tightness에 문제가 있으면 abduction이 잘 되지 않는다.
2. 환자를 눕게하고 왼손으로 환자의 팔꿈치를 받친다.
3. 오른손으로는 상완골두를 잡은 상태에서 inferior(caudal) 방향으로 밀어주는 것을 반복하여 긴장된 관절낭을 이완시켜준다.

(5) Capsule tightness의 임상적 진단의 실제

① Posterior capsule tightness

• 어깨관절의 굴곡을 시행한 후, 환자의 통증이 어깨의 앞에 있는지, 뒤에 있는지 확인한다. 만약 통

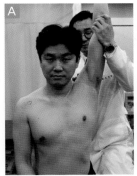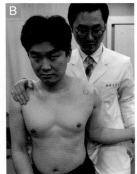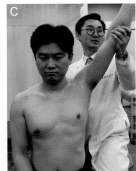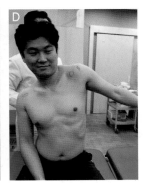

그림 3-30 A. 견관절 굴곡시 통증부위확인, B. 견관절 외회전시 통증부위 확인, C. 견관절 외전제한확인, D. 견관절 외전시 견갑골의 과도한 상방이동확인.

증이 뒤에 있다면, Posterior capsule tightness를 의심한다. 만약 통증이 앞에 있다면, 어깨의 외회전을 시행한다(그림 3-30A).

② Rotator cuff interval tightness
- 어깨 관절의 굴곡을 시행 했을 때, 통증이 어깨의 앞에 있다면, 어깨의 외회전을 시행한다. 통증이 어깨의 전면부에 있다면, Rotator cuff interval tightness를 의심한다. 통증이 어깨의 후면부에 있다면, Posterior capsule tightness를 의심하며 어깨의 굴곡을 재시행한다(그림 3-30B).

③ inferior capsule tightness
- 어깨 외전시 ROM 제한이 있다면 inferior capsule tightness를 의심한다(그림 3-30C).

④ Anterior capsule tightness
- Anterior capsule tightness가 있는 환자의 경우 어깨 거상시 견갑골이 따라 올라가는 동작을 취하게 된다(그림 3-30D).

7) Dr.Cho's approach-Treatment plan of Impingement & Frozen shoulder

(1) 견갑와 상완관절의 정상위치 회복(Recover GH joint repositioning)
(2) 견갑와 상완관절 및 견흉관절의 적절한 조정력 회복(Develop adequate glenohumeral and scapulothoracic coordination)
(3) 척추-특히 경추 흉추의 정렬회복(Normalize the malalignment of spine)
(4) 기저 질환의 고려(Consider underlying disease)

8) Dr.Cho's approach-상완골(Humerus)과 견갑골(Scapula)의 조정력(Coordination) 회복치료

상완골(Humerus)과 견갑골(Scapula)의 리듬이 정상적으로 되지 않을때 어깨의 외전(Abduction) 이 제한된다.(정상 상완골움직임 : 견갑골움직임 비율 = 2:1)

실제 오십견(Frozen shoulder)뿐만 아니라 충돌증후군(Impingement Syndrome) 환자도 2:1의 정상비율이 깨지는 경우가 많다. 조정력 치료는 비정상적인 비율을 정상화하기 위해 정상 관절운동을 반복시키는 방법이다.

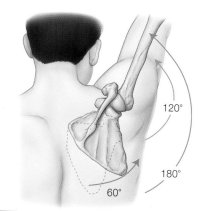

그림 3-31

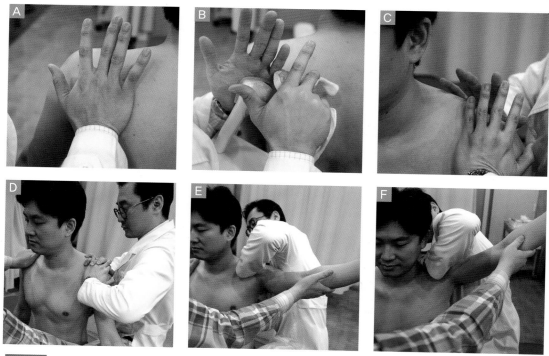

그림 3-32 A. 조정력치료시 후면 접촉점, B. 정확한 접촉면, C. 전면접촉점, D. 전후면 접촉점의 압박, E, F. 전후면 접촉점을 압박하면서 능동외전

① 한손은 견갑골(Scapula)에 고정시키고 다른 손은 상완골두(Humeral head)를 압박하여 양손을 깍지 낀 채 견갑골(scapula)을 고정 한다.

② 의사가 양손으로 깍지를 끼고 압박한 상태에서 환자는 팔꿈치를 펴고 보조자의 도움(팔꿈치를 잡고 거상보조)으로 능동 외전(Abduction)을 시행한다.

③ 외전 시행시 의사는 어깨를 양손으로 압박한 채 상완골이 외회전되도록 힘을 가하면서 관절운동(Gliding-Mobilization)을 5,6회 반복한다

④ 위와 같은 방법으로 상완골과 견갑골의 조정력(Co-ordination)을 정상적으로 회복시켜준다.

9) Dr.Cho's approach-Cervicothoracic Junction 교정(Direct 방식)

(1) 교정

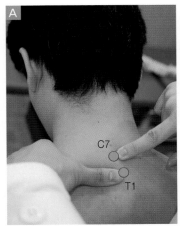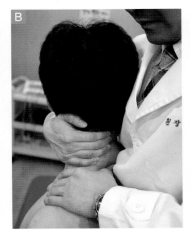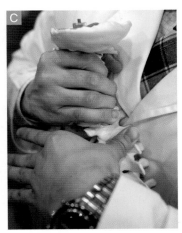

그림 3-33 A. C7-T1의 구별을 통한 접촉점확인, B. CT junction의 교정모습, C. 정확한 접촉점

① 고개를 숙여서 C7을 잡고 보조수는 T1의 극돌기(SP)를 지지한다.

② 의사는 보조수 엄지로 T1 SP를 지지하고 주동수로 경추 전체를 감싼 채 환자의 고개를 숙인상태로 경추를 가동범위 끝까지 회전시킨다.

③ 마지막 저항지점에서 CT juction을 순간 교정한다.

10) Frozen shoulder −Scapular downward rotation (mulligan concept)

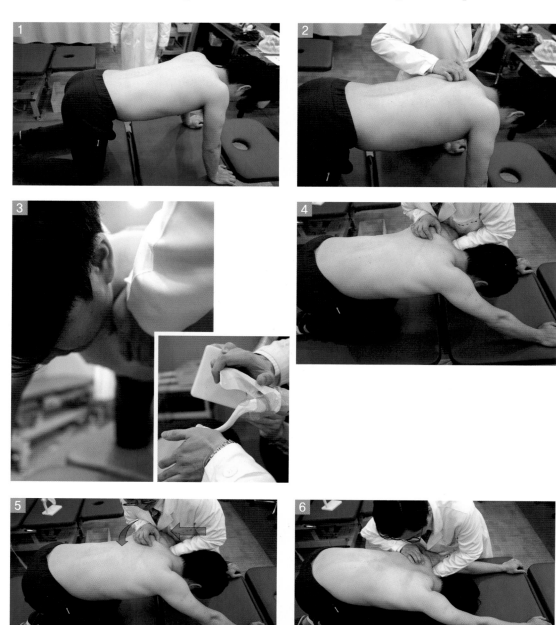

그림 3-34 견갑골 하방회전 방향으로의 교정

① Frozen shoulder는 대부분 scapular가 upward rotation 되어있다. 이를 downward rotation 시키기 위해 첫 번째로 사자자세(네발기기자세)를 취한다.

② 왼쪽 Scapular upward 된 것을 downward시키기 위해 우측손을 scapular 내측에 고정시킨다.

③ 좌측 손바닥 무지융기(Thenar)부분을 clavicle에 고정시킨 후 밀어준다(Retraction & Posterior rotation을 위해)

④ 좌측손을 caudal방향으로 밀고, 우측손을 scapular downward 방향으로 밀면서 caudal방향으로 서서히 앉는다.

⑤ Glenohumeral joint를 flexon시켜주면서 scapular를 downward rotation 시킨다.

⑥ 끝범위에서 2~3초간 유지한다. 이상의 동작을 반복 한다.

11) Adhesive capsulitis(오십견) 운동

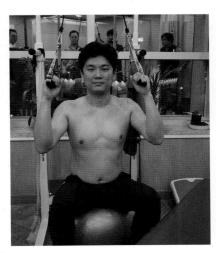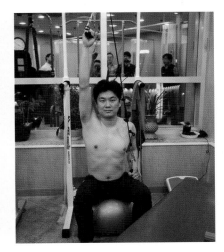

그림 3-35 슬링을 통한 견관절 운동

건측의 팔을 아래로 당겨서 환측의 팔을 수동적으로 들어올린다.

12) 튜브 운동 – External rotator 강화 운동

- Impingement에 의해서 depression된 scapula 교정을 위해 Scapular elevation을 유지한 상태에서 외회전근을 강화시킨다(그림 3-36).

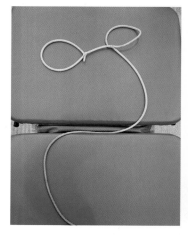
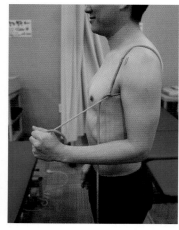
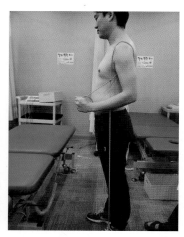
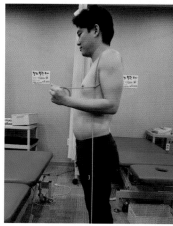
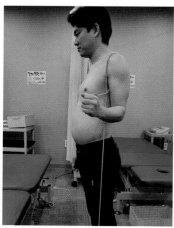

그림 3-36 견관절 외회전근육 강화운동

① 튜브를 묶는다.
② 튜브 써클을 어깨와 손에 튜브를 걸고 고무튜브를 신장시켜서 발에 끼워 밟는다.
③ 쳐진 scapular를 머리 방향으로 들어올린 상태로 각도와 모양이 흐트러지지 않도록 주의하면서 외회전 시킨다. 수회 반복한다.

5. 운동 손상 증후군(Movement Impairment Syndrome – MIS)

일반적으로 운동 손상 증후군(MIS)이란 인체 구조 정렬(Alignment)의 변화가 특정 방향으로의 운동 제한이나 비정상적 움직임을 만들어 지속적으로 통증과 구조적 손상을 야기하고, 정렬과 운동이 수정되면 증상이 감소하거나 해소되는 상황을 이야기한다.

대한통증진단학회에서는 견관절 부정렬(Malalignment)을 야기하는 원인으로 다음의 세 가지에 주목한다.

1) Disorganization of dynamic stabilizers(회전근개 불균형)

Dynamic stabilizer는 관절와상완관절(GH joint)의 후면에 위치한 외회전근, 전면에 위치한 내회전근으로 구성된다. 일반적으로 견관절 MIS의 치료에 가장 많이 언급되는 부분이다.

2) Static stabilizers 손상

Static stabilizer는 Glenohumeral ligaments, glenoid labrum and capsule로 구성된다. Dynamic stabilizer보다 견관절 부정렬을 일으키는 강력한 요소이다.

3) Neck, Thorax를 포함하는 shouder girdle 부조화

생역학적으로 견관절의 움직임은 neck & thorax와 협응하여 일어나며 어느 하나라도 부적절한 움직임이 나타나면 다른 부분에 영향을 미치게 된다.

안타깝게도 임상에서 견관절 부정렬의 원인들을 치료한다고 해서 견관절 MIS가 해결되는 경우는 생각보다 많지 않다. 이는 인체 관절 중 가장 높은 운동성을 가진 견관절의 특성으로 인해 Movement Impairment(MI)가 빠르게 Control Impairment(CI)로까지 악화되어 버리기 때문이다. 따라서 대한통증진단학회에서는 견관절 MIS를 MI와 CI의 결합된 형태로 정의한다.

Impingement를 예로 들어보자.
Stabilizers에 문제가 발생하면 정렬이 변화되고 비정상적인 견관절의 움직임이 발생한다. 이로 인해 상완골과 견봉이 반복적으로 충돌하게 되고 견관절의 통증과 운동제한이 발생한다. 이때는 견관절의 움직임이 병리적 상태로 통증에 적응하지 않은 단계(Maladaptive)이다. 일반적으로 급성기 또는 초기의 상태이며 호킨스-케네디 테스트(HK test)에서 저항이 생기고 inflammation에 의한 통증이 잘 발생한다. 이것을 Movement Impairment(MI)라고 한다.

하지만 반복적인 통증에 노출되면 뇌는 통증에 대해 몸의 구조와 움직임을 적응(Adaptive)시켜서 보상하는 단계로 넘어간다. 이런 단계에서는 HK test에서 저항이 발생하지만 통증은 적다. stabilizer의 치료를 통해 정렬을 정상화 하더라도 통증에 적응하기 위해 반복적으로 취했던 잘못된 움직임이 뇌에 coding이 된 상태라 치료 예후가 매우 불량하다. 대체적으로 견갑골이 internal rotation, abduction & anterior tilt된 자세로 변해있으며 HK test시 변형된 견갑골을 extenal rotation, adduction & posterior tilt 시키더라도 저항은 줄어들지만 통증이 도리어 심해지는 것을 확인할 수 있다. 이 단계를 control Impairment(CI)라고 한다.

따라서 MI에서는 stabilizer의 병리학적 손상을 치료함으로 정렬을 재조정하는 것이 치료의 방향이고 CI에서는 MI적인 문제의 해결과 더불어 반복적인 coordination을 통해 정상적 움직임을 recoding 해야 하는 것이 치료 방향이다.

마지막으로 MIS는 견관절 질환 전체를 생역학적으로 이해하는 방식이기에 이 책의 목차 상 앞서 나온 section3의 4장과 내용적으로 합쳐져야 하지만 MIS에 대한 대한통증진단학회만의 관점을 설명하기 위해 따로 분류해 놓았음을 말해둔다. 또한 치료적으로 중복된 부분은 앞 내용의 목차 번호로 대체함을 알려둔다.

견관절 운동손상증후군의 Dr. Cho's MIS solution

1. Neck movement pattern

① Extension/flexion 패턴 교정

② Rotation시 stiffness/pain 발생하면 CT junction 교정

2. Shoulder girdle의 posture를 check

① Scapula malalignment의 mobilization 치료 (Dr. Cho`s scapula approach)

② Capsular tightness가 확인되면 GH joint repositioning (Dr. cho`s approach)

3. GH joint와 scapula의 coordination 회복

4. 해당 MIS에 따른 underlying muscle problem을 치료

1) Neck Movement Pattern

경추의 운동 패턴은 thoracic spine curve를 변화시킨다. 변화된 흉추 모양은 scapular posture를 결정하는 데 큰 영향을 미쳐서 경추의 운동 패턴은 견관절 움직임에 직간접적으로 관여한다.

(1) Extension/Flexion 패턴 교정

① Extension Type

- 경추를 신전했을 때 제한 또는 통증이 나타난다. 대체적으로 kyphotic thoracic curve를 가지고 있다.
- 치료 1 : 치료자의 검지와 중지로 극돌기 양 옆을 두방에서 족방 방향으로 tissue pull해서 손가락이 표면에 단단히 고정되게 한다. 반대쪽 손으로 두 손가락을 감싸 쥐면서 지지한다. 이 자세에서 30~45도 각도로 환자 발쪽을 향해서 mobilization한다. 하부 경추(C7)에서 중상부 흉추까지 한 분절씩 시행한다.

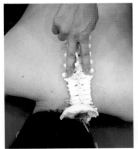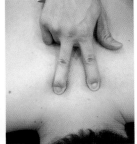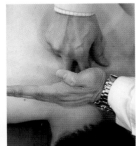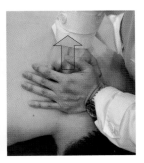

그림 3-37 Neck extension type mobilization 1

- 치료 2 : 엄지와 구부린 상태의 검지를 상부 흉추와 하부 경추 사이 극돌기 양 옆으로 고정한다. 엄지와 검지로 후방에서 전방으로 누르면서 환자가 능동적으로 경추 신전을 하도록 한다.

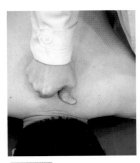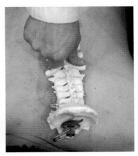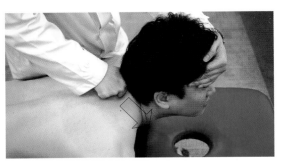

그림 3-38 Neck extension type mobilization 2

② Flexion Type

- 경추를 굴곡했을 때 제한 또는 통증이 나타난다. 신전을 했을 때 걸리는 것 없이 완전히 뒤로 꺾여지는 모양을 보인다(Locking). 대체로 flat thoracic curve를 가지고 있다.
- 치료 : 검지와 중지 손가락을 상부 흉추와 하부 경추 사이 극돌기 양 옆에 고정한다. 반대쪽 손으로 감싸 쥐면서 지지한다. 이 자세에서 30 ~ 45도 각도로 족방에서 두방으로 mobilization한다.

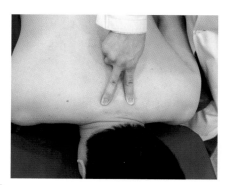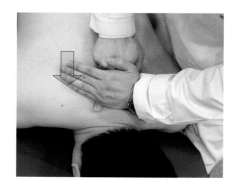

그림 3-39 Neck flexion type mobilization

(2) rotation시 stiffness/pain 발생하면 CT junction 교정

section3 4-2 9)Dr. Cho's approach 그림 3-33 참고(89p)

2) Shoulder girdle의 posture를 check

(1) 견갑골 부정렬(Malalignment)의 mobilization 치료 (Dr. Cho`s scapula approach)

일반적으로 견갑골의 부정렬(Malalignment)은 견갑골의 운동과 위치를 결정하는 근육들의 치료에 초점이 맞춰져 있었다. 하지만 근육에 대한 자침과 여러 수기법들로 근육들을 조정해 견갑골을 재정렬해주는 것은 임상적으로 아주 어렵다. 대한통증진단학회의 견갑골 부정렬 치료의 핵심은 정상적 위치로 견갑골을 반복적으로 움직여주는 mobilization에 있다. 정상 위치로의 견갑골의 반복적인 움직임은 치료 대상 근육들의 자연스러운 강화와 이완을 만들어내고 뇌에 견갑골 위치를 recoding 시키는 효과를 만들어 낸다.

① 견갑골의 내회전(Internal Rotation)

- 견관절의 내회전은 anterior tilt와 abduction이 결합된 combined movement로 발생하며 상완

을 거상시킬 때 정상적으로 발생해야 하는 upward rotation을 불충분하게 한다.

- 견갑골의 anterior tilt를 교정하기 위해서는 견갑골 후방 stabilizers(견관절 외회전근이 대표적) 를 강화시키고 소흉근을 stretching해야 한다. 견갑골 abduction을 교정하기 위해서는 중부 승모 근의 강화와 GH joint의 posterior capsule stretching이 필요하다. 결과적으로 불충분해지는 upward rotation은 전거근과 상부승모근의 협력운동까지 향상시켜야만 해결된다. 협력운동은 뒤에 나오는 '3) GH joint와 scapula의 coordination 회복' 파트의 치료법을 통해 향상시킨다.
- 진단 : anterior tilt 된 어깨는 환측이 건측에 비해 바닥에서 떠있고, 환측 상완이 흉곽에서 더 벌 어져 있다.

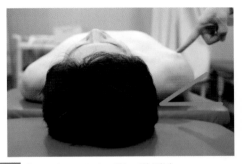
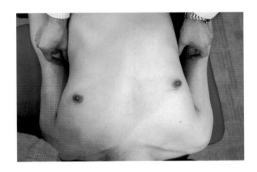

그림 3-40 Scapular anterior tilting의 진단

- 치료 : mobilization 시행 후 소흉근의 자침도 도움이 된다(그림 3-41). 뒤에 나오는 '4) underlying muscle problem' 파트 참고

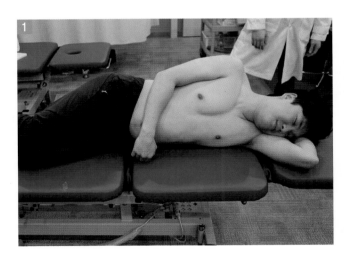
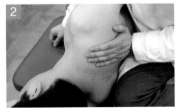
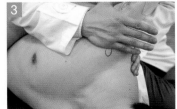

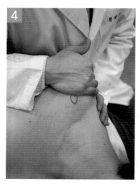 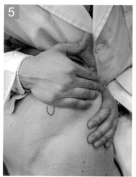 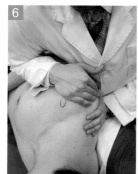 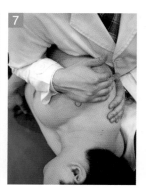

그림 3-41 Scapular anterior tilt의 mobilization

1. 준비자세 : 환측 어깨를 위로 하고 건측 팔을 구부려 머리를 받친다.

2,3. 보조수로 환자의 견갑골을 고정시키고, 주동수로 오구돌기 외측을 촉지하여 상완골두에 접촉한다.

4,5,6,7. 상완골두를 후방 하방으로 잡아 당겨 10초간 유지한다. 이 동작을 반복 시행한다. 환자가 시원하다는 느낌이 들도록 부드럽게 시행한다.

② 견갑골의 하강(Depression)

• 견갑골의 depression 역시 상완 거상시 견갑골의 upward rotation을 불충분하게 만드는 요인 중 하나이다. 견관절의 휴지 자세에서 견갑골이 depression되며 downward rotation이 동반된 경우도 있다.

• 상부 승모근이 상대적으로 힘을 쓰지 못하거나 견갑골의 depressor, downward rotator 근육들의 부적합한 동작이나 단축이 증가되어 있는 경우 발생한다. 상부 및 중부 승모근을 강화시키고 손상된 움직임을 회복시켜야 한다.

• 견갑골이 depression 된 경우 경추 압박력이 증가되고 경추 회전 근육들을 긴장시켜 경추 ROM의 제한과 디스크 질환 발생률을 높인다. 이때 수동적으로 견갑골을 거상해보면 제한된 ROM이 증가되고 경추, 상부 승모근, 견갑거근의 문제로 발생한 증상들이 소실되는 것을 볼 수 있다. 이를 이용해 다음과 같이 진단에 응용할 수 있다.

• 진단 : 경추를 좌우 회전 시켜 제한이 있는 방향을 정한다. 제한된 쪽에 무릎을 받치고 팔로 견갑골을 elevation 시킨 후 제한된 쪽으로 회전을 시켜 ROM이 향상되면 견갑골의 depression으로 진단한다(그림 3-42).

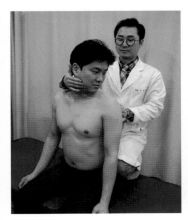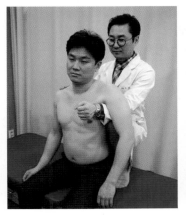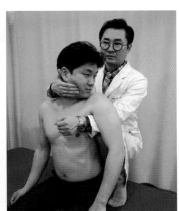

그림 3-42 경추 회전 제한 회복 검사(견갑골 하강을 보상)

＊ 치료 1 견갑골 mobilization

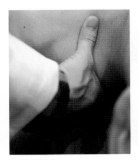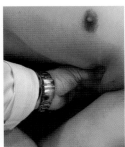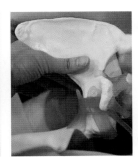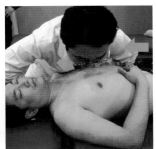

그림 3-43 견갑골 하강에 대한 molilization(견갑골을 상승시킴)

환자는 앙와위로 눕고 보조수는 쇄골 중앙부에, 주동수는 견갑골 외측연에 접촉한다.
주동수를 이용해 족방에서 두방으로 견갑골을 반복적으로 mobilization 한다.

99

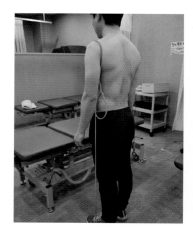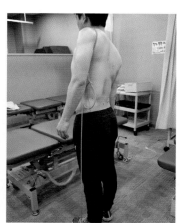

그림 3-44 튜빙을 이용한 상부승모근 강화운동

＊치료 2: 견갑골 elevation 운동(상부 승모근 강화)
튜브의 한쪽 끝을 고리를 만들어 묶은 후 어깨에 걸고 다른 끝은 발로 밟아 고정한다. 튜브 저항을 이기면서 어깨를 으쓱하는 동작을 반복한다. 발로 밟는 고무줄의 길이를 조정해 저항을 조절하면 된다(**그림 3-44**).

③ 견갑골의 외회전(External Rotation)/ 내전(adduction)
• 상완의 거상시 견갑골의 충분한 upward rotation을 막는 요인이다. 견갑골의 external rotator, adductor 근육이 과도하게 활성화 되어 있고 흉추가 flat back을 형성하고 있는 경우가 많다.
• 전거근을 강화하여 동작을 향상시켜주고 능형근과 중부승모근을 이완시켜 과도한 활동성을 감소시켜야 한다. 또한 흉추의 가벼운 굴곡운동이나 manipulation을 통해 flat back을 교정시켜주는 것도 중요하다.
＊치료 : 아래 '4) underlying muscle problem – ⑶ – ② 전거근 강화운동' 파트(104~105p)를 참조한다.

④ 익상견갑(Scapular Winging)
• 견관절의 굴곡과 신전 동작에서 발생한다. 주된 원인은 전거근의 약화이며 승모근의 약화 역시 원인으로 동반되기도 한다.
＊치료 : 아래 '4) underlying muscle problem – ⑶ – ② 전거근 강화운동' 파트(104~105p)를 참조한다.

⑤ 견갑골 거상(Scapular Elevation)
• 안정시에도 볼 수 있지만 상완을 거상했을 때 GH joint의 초기 움직임과 함께 견갑골이 elevation 되는 경우에는 견관절의 생역학적인 움직임의 장애가 발생한 경우가 많다. 이런 경우 근육적 문제

보다 GH joint 자체의 hypomobility가 원인인 경우가 많다. frozen shoulder에서 많이 볼 수 있다.

- GH joint hypomobility인 경우 GH joint static stabilizer를 우선적으로 치료해 GH joint mobility를 확보하는 것이 중요하다. 치료는 아래 '(2) GH joint repositioning' 파트(102p)를 참조한다.
- 견갑골 depressor 근육들의 힘과 활성화를 증가시키고, elevator 근육들을 이완시켜 활성화를 감소시킨다.

＊치료 : 보조수로 환자의 환측 손을 잡아 고정한다. 주동수는 환측 쇄골 중앙부에 접촉하고 견갑골을 두방에서 족방으로 mobilization 시킨다(그림 3-45).

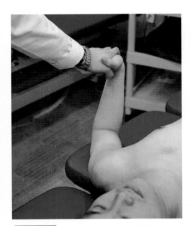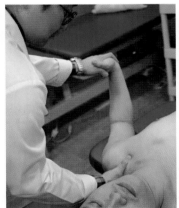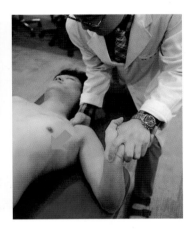

그림 3-45 견갑골 거상에 대한 mobilization(견갑골을 하강시킴)

⑥ Insufficient scapular upward rotation

- 견갑골의 upward rotation은 전거근과 상부, 하부 승모근의 짝힘 운동에 의해 일어난다. 짝힘운동에 관여하는 근육들이 적절한 운동 비율을 잃으면 견갑골의 upward rotation은 불충분해진다.
- 상부 승모근은 일반적으로 과활성화되며 상완을 거상시에 어깨를 으쓱하게 하는 동작(shrug shoulder)를 만든다. 하부 승모근과 전거근은 상대적으로 활성화가 떨어져서 능형근과 견갑거근이 상대적으로 긴장하게 된다.
- 상부 승모근에 대한 하부 승모근과 전거근의 짝힘 운동 참여 비율을 높이고 어깨를 으쓱하는 동작 없이 upward rotation 시키는 것이 치료의 관건이다. 아울러 긴장된 능형근과 견갑거근의 stretching이 도움이 된다.
- 일반적으로 상완의 수동적 거상시 ROM에 제한이 없고 능동적 거상시 ROM 제한이 걸리는 경우

가 많으며 이는 단순한 근육학적 문제가 아닌 neuromuscular control, 즉 control impairment(CI)인 경우이다.

＊치료 : 아래 '3) GH joint와 견갑골의 coordination 회복' 파트를 참고한다.

(2) Capsular tightness가 확인되면 GH joint repositioning (Dr. cho's approach)

＊치료 1 : GH joint capsule mobilization

　section3 4-2 6) 관절낭 긴장의 영향(83p) 영향 참고

＊치료 2 : GH joint 테이핑 (알러지에 민감한 경우 skin trouble이 많으므로 시행이 가능한 환자인지 판단해야 한다.)

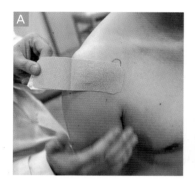
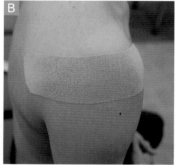
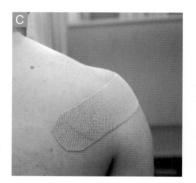
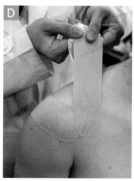
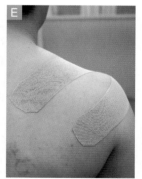
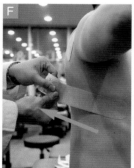
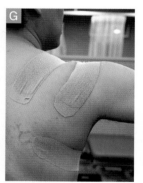

그림 3-46 GH joint 테이핑

A, B, C. 내회전, 전방활주 되어 있는 상완골두를 정상위치에 놓기 위해 오구돌기를 시작점으로 견봉을 감싸고 극하근이 있는 후하방으로 테이핑한다. 강도를 높이기 위해 어긋나게 한 장을 더 붙인다.

D, E. anterior tilt된 견갑골을 정상 위치에 놓기 위해 오구돌기를 시작점으로 견정혈을 넘어

T3~T4 극돌기를 향해 사선하방으로 테이핑한다. 강도를 높이기 위해 어긋나게 한 장을 더 붙인다.
F,G. 주관절 90도 굴곡, 견관절 90도 외전한 후 오구돌기 수직하방 옆구리 중간을 시작점으로 견갑
하각을 향해 사선상방으로 테이핑(전거근 테이핑)한다(그림 3-46).

3) GH joint와 scapula의 coordination 회복

Section3 4-2 8) Dr. Cho's approach 그림 3-32 참고

4) 해당 MIS에 따른 underlying muscle problem을 치료

(1) 견갑골의 internal rotation(Anterior tilit + abduction) & depression : 소흉근

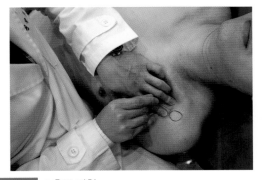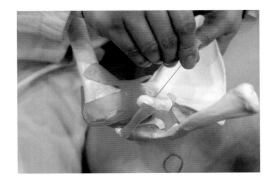

그림 3-47 소흉근 자침

• 오구돌기 아래쪽를 촉지해서 가장 아픈 곳을 찾는다. 기흉을 예방하기 위해 오구돌기에 먼저
bone touch를 한 후 조금씩 침첨을 내리며 자침한다. 약간 외상방을 향해 찌르는 것이 안전하다
(그림 3-47).

(2) 견갑골의 elevation & retraction : 견갑거근 자침

• Upper trapezius의 경계를 검지로 잡는다. 그 상태에서 동측으로 head rotation을 시키며 움직
이는 근육을 중지로 촉지한다. 검지와 중지 사이에 얇게 자침하여 twiching을 확인한다. 피부 바
로 아래 근육이므로 깊게 찌를 필요가 없다(그림 3-48).

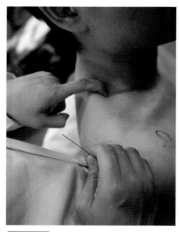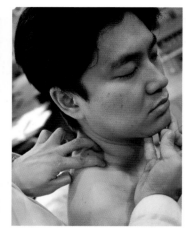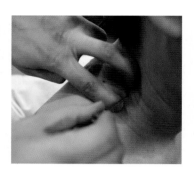

그림 3-48 견갑거근 자침

(3) 견갑골의 downward rotation : 전거근, 하부 승모근의 강화 운동

① 극상근의 약화는 삼각근의 과도한 사용을 일으키며 삼각근의 과도한 수축은 견갑골의 downward rotation을 막는 전거근과 하부 승모근의 약화를 가져온다.

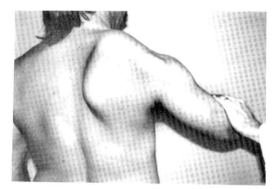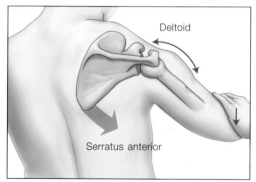

그림 3-49 전거근과 삼각근의 짝힘불균형에 의한 견갑골 하방회전 유발현상(상완거상시 저항을 통해 확인할 수 있다)

② 전거근 강화 운동 : 똑바로 선 자세에서 가슴높이로 뒤로 묶여진 세라밴드를 손바닥으로 3, 4번 감은 후 손목을 신전시켜 잡는다. 손목이 굴곡되면 전거근의 isolation이 되지 않는다. 앞으로 팔을 뻗어 전거근을 수축시키면서 견갑골이 protraction 되도록 한다. 이때 견갑골이 움직이지 않고(견갑골의 회전 없이) 팔만 앞으로 뻗어야 원하는 효과를 기대할 수 있기에 보조자가 견갑골을 고정해

주면 더 좋은 효과를 기대할 수 있다.

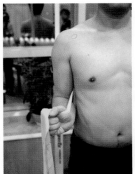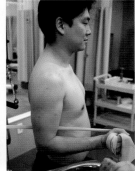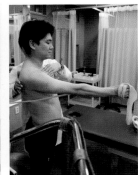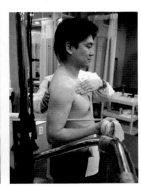

그림 3-50 전거근 강화운동

③ 하부 승모근 강화 운동 1 : 아령을 주먹 쥐듯 잡고 엄지가 하늘 방향을 향하게 한다. 아령을 그대로 지표면에 수직으로 들어 올리면서 운동한다. 손으로 하부 승모근을 촉지해 tension이 전해지는지 확인해본다.

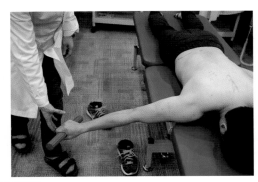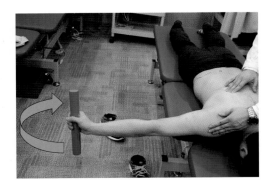

그림 3-51 하부 승모근 강화 운동 1

④ 하부 승모근 강화 운동 2 : 사진과 같이 아령을 잡고 외회전을 하면서 올바르게 tension이 전해 지는지 하부 승모근을 촉지해 느껴본다.

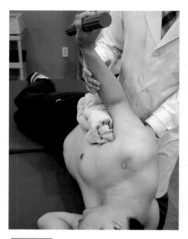 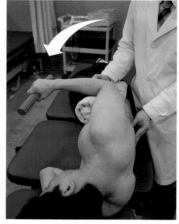 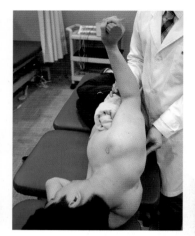

그림 3-52 하부 승모근 강화 운동 2

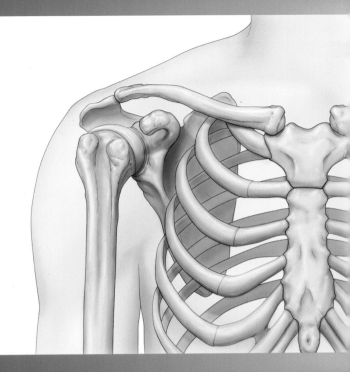

SECTION 04

정형의학적 치료접근

점액낭, 회전근개 등의 문제로 발생하는 어깨 통증의 기전을 이해하기 위해서는 견봉 충돌 증후군에 대해 알아야 한다. 견봉하공간(Subacromial space)은 아래쪽의 상완골두와 위쪽의 견봉, 오구견봉인대(Coracoacromial ligament), 견쇄관절로 둘러쌓인 공간이다. 이 공간 안에는 극상근건, 점액낭, 상완이두근 장두, 견관절의 관절낭들이 존재한다. 견봉하 충돌 증후군은 여러 원인에 의해 견봉하 공간이 좁아져 상완골두와 견봉의 충돌이 발생하고 그 사이에 존재하는 구조물들이 끼이게 되면서 손상을 일으키는 상황을 의미한다.

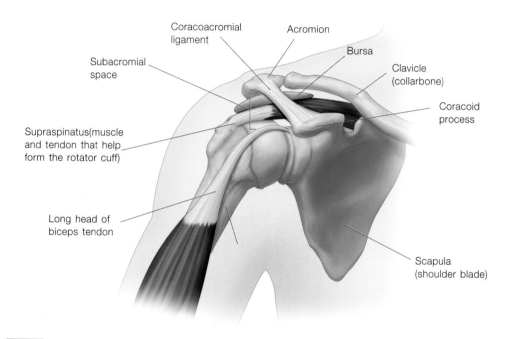

그림 4-1 subacromial space

그 병태생리학적 기전을 살펴보면 다음과 같다.

① 정상적인 관절와상완관절(Glenohumeral joint)의 kinetics가 깨지는 것이다. 상완의 외전시 상완골은 동시에 외회전을 해야 한다. 이는 상완골 대결절과 이에 부착되는 조직들이 외전시 오구견봉궁(Coracoacromial arch) 밑으로 충돌없이 들어가게 해주기 위해 필요한 동작이다. 때문에 이러한 상완외전시 상완골의 외회전 기전이 깨어지게 되면 불필요한 충돌이 발생하게 된다. 임상에서는 환자가 손바닥을 위로 한 채 외전을 할 수 없다면 기본적으로 충돌의 문제를 고려할 수 있는 것이다.(치료시 상완을 외회전 시키는 요소들에 대한 고려가 필요한 이유)

② 정상적인 견갑흉곽관절(Scapulothoracic articulation)의 kinetics가 깨지는 것이다. 상완골의 거상 동안 견갑골에서는 상방 회전, 외회전, 후방 경사가 일어나야 한다. 견갑골의 상방 회전은 견봉을 거상시키고 후방 경사는 견봉의 앞부분을 들어올리기 때문에 이는 상완골이 거상하는 동안 견봉에 충돌되지 않도록 하는 중요한 기전이다.(치료시 견갑골을 상방 회전, 외회전, 후방 경사 시키는 요소들에 대한 고려가 필요한 이유)

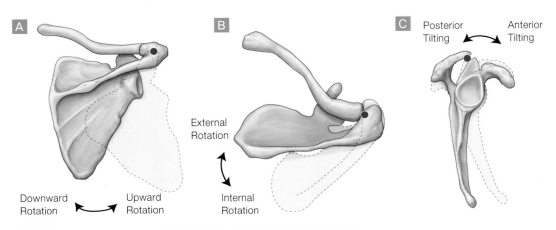

그림 4-2 상완골 거상 시 견갑골 움직임(견갑골 상방 회전, 외회전, 후방 경사)

③ 견봉의 모양이 비정상적인 것이다. 밑으로 튀어나온 모양의 견봉(Hooked acromion)은 그 모양 자체로 견봉하의 공간을 줄이고 견관절 동작과정에서 견봉하공간의 구조물들과의 접촉을 증가시키므로 비정상적인 충돌을 유발한다. 이러한 경우는 주로 수술의 적응증으로 생각되어 진다. 하지만, 이러한 경우에 있어서도 수술로 모든 것이 해결되지는 않는다는 보고들도 있다. 따라서 비정상적인 모양의 견봉이 있다 하더라도 그 자체만으로 어깨의 병변이 발생한다고 보기 힘들 수도 있다.(비정상적인 견봉의 모양에 더하여 정상적인 어깨 관절의 운동생리가 깨어졌을 때 병변의 발생 혹은 병변의 악화가 이루어 질 것이다. 따라서 정상적인 견관절의 운동생리를 회복해주는 방향으로의 접근과 치료가 수술 유무에 상관없이 꼭 필요하다.)

④ 경추, 흉추, 견갑골의 안 좋은 배열은 어깨의 비정상적인 충돌을 야기한다. Flat한 흉추는 상완거상시 견갑골의 상방 회전 및 후방 경사를 감소시키고 흉추 굴곡의 증가는 견관절의 전체적인 거상 범위를 줄인다. 정상적인 경우에서 견관절의 거상 동안 경추의 적절한 굴곡과 측굴, 회전은 견관절의 거상에 도움을 주지만 forward head posture 환자는 이러한 작용이 이루어지지 못한다. 안정시

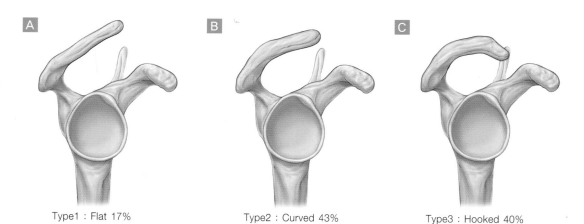

Type1 : Flat 17%   Type2 : Curved 43%   Type3 : Hooked 40%

그림 4-3 정상 acromion과 hooked acromion

상완골두의 전상방 돌출 형태 역시 충돌을 증가시킨다.(어깨 치료시 경추와 흉추의 자세에 대한 치료와 교정이 필요한 이유)

⑤ 견관절 주변 관절낭의 tightness는 어깨의 비정상적인 충돌을 야기한다. 특히 후관절낭의 tightness는 상완골을 과도하게 전상방 전위시켜 견봉하 공간을 감소시키고 충돌을 야기한다.(어깨 주변 관절낭의 tightness에 대한 이완치료가 필요한 이유)

⑥ 견관절 주변의 근육의 약화도 어깨의 비정상적인 충돌을 야기한다. 회전근개 근육의 약화는 상완 거상에 삼각근의 참여를 증가시킨다. 이러한 삼각근의 과활동은 상완골두의 상방 전위를 유발하여 충돌을 야기시킨다. 견갑골을 안정화시키는 근육의 약화 역시 견관절 운동이 이루어지는 동안 정상적인 견갑골의 운동을 발생시키지 못해 불필요한 보상적 근육활동을 유발한다. 흔한 경우가 전거근의 약화

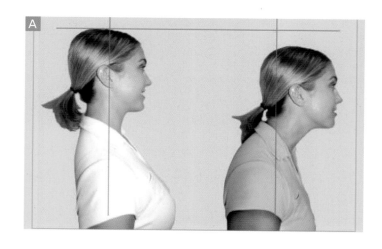

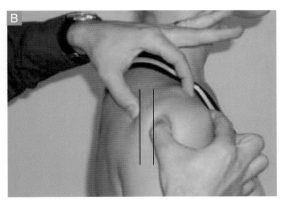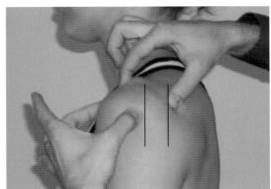

그림 4-4 A. 헤드포워드, B. 상완골두 전상방 돌출

로 인한 상부 승모근의 과활동이다.(회전근개 및 견갑골 안정화 근육에 대한 운동치료가 필요한 이유)

1. 급만성 견봉하점액낭염(삼각근하점액낭염)

• 견봉하점액낭과 삼각근하점액낭은 분리되어 있는 경우도 있고 합쳐져 있는 경우도 있다.
• 급성과 만성으로 구분된다. 단, 급성이 낫지 않은 것을 만성이라고 하지는 않는다. 이 둘은 서로
  다른 질환으로 생각된다.

1) 급성 견봉하점액낭염

급성 견봉하점액낭염은 통증이 상당히 심한 편이기 때문에 어깨 통증으로 병원을 찾게 되는 주요한
원인 중 하나로 알려져 있다. 하지만 실제 임상에서 볼 때 전형적인 급성기의 점액낭염 상태를 보이
는 환자는 다른 어깨 통증 환자와의 비율로 볼 때 많지는 않다. 환자는 극심한 어깨 통증으로 내원하
며 능동적인 어깨 관절의 움직임이 거의 이루어지지 않는다. 환자는 어깨의 진찰자체를 거부할 정도
로 통증을 호소한다. 또, 정상적인 수면을 이루지 못할 정도로 야간 통증이 심하다. 이는 어깨의 급
성 석회성건염 환자와 유사하다.
(사실 어깨의 점액낭은 주위 조직과 함께 해부학적으로 좁은 공간에 밀집되어 있으므로 점액낭염이
있다는 말은 주변에 건염, 관절낭염 등이 병발되어 있을 수 있다는 말이다. 역으로 급성 석회성건염
환자에 있어서도 급성 점액낭염이 동반될 수도 있다)

환자는 어깨 관절의 수동적 거상과 외전시 통증을 가장 심하게 호소한다. 수동 검사시 검사자의 느낌은 저항이 적어 관절가동범위를 더 줄 수 있다고 생각하지만 환자의 통증으로 인하여 최대 범위까지 동작이 되지 않는다. 즉, 쉽게 말하면 아파서 안되는 것이다. 통증으로 인하여 전반적인 관절 움직임이 이루어지지 않기 때문에 전형적인 통증호 같은 소견은 관찰하기 힘들다. 어깨 관절의 전반적인 움직임이 제한된다는 공통점이 있지만 외회전이 주로 제한되는 *관절낭 패턴과는 잘 구별되는 것도 하나의 포인트이다. Rheumatoid Arthritis(RA), 감염, 통풍 등으로 인해서도 발생하므로 미리 기저질환에 대한 확인이 필요하다. 또, 확실한 외상 이후 발생한 문제라면 골절의 가능성도 생각해봐야 한다.

2) 만성 견봉하점액낭염

만성 견봉하점액낭염은 모든 사람이 평생 한번은 경험한다고 할 정도로 어깨 통증의 가장 흔한 원인 중 하나이다. 주로 어깨의 잘못된 사용, 과사용, 안 좋은 자세 등에 의한 반복적인 충돌이 원인으로 생각된다. 환자는 삼각근 부위, 상완부위에 localizing 되지 않는 통증을 호소하며 주로 팔을 어깨 높이로 올리는 동작에서 통증을 호소한다. 환자의 진찰 소견은 비관절낭 패턴이며 능동적, 수동적으로 운동제한은 없는 편이다. 완전한 수동 거상시 통증과 일부 제한이 있을수도 있다. 관절의 정상적인 끝느낌을 가지고 있고 능동 외전시 통증호를 보이기도 한다. 환측으로 누워 잠을 자기 힘들다고 호소한다. 반복적인 충돌로 인하여 점액낭은 비후될 수 있고 비후된 점액낭이 오구견봉인대 밑으로 통과하면서 소리를 내기도 한다. 하지만 안타깝게도 몇 가지만으로 만성 견봉하점액낭염을 진단할 수 있는 특징적인 검사법(Physical exam)은 없다.

3) 급만성 견봉하점액낭염의 치료

(1) 급성 : 통증의 감소를 위한 가장 효과적이고 빠른 치료는 소염, 진통의 효과가 있는 약물을 점액낭에 직접 주사하는 것이다. 특히 급성의 경우에는 1-2회의 코르티코스테로이드 주사로 완전한 회복을 기대할 수도 있다. (주사치료가 효율적이므로 적절한 약침액을 주입하는 것이 좋다)

---

* 관절낭 패턴: 시리악스가 만든 용어이다. 관절 자체에 병변이 있는 상태를 말하며 수동운동 범위 제한이 두드러지는데 각 부위의 관절마다 특징적인 양상의 수동운동 범위 제한이 나타나게 된다. 예를 들어 어깨의 경우 외회전 >외전 >내회전의 순서로 관절운동 범위 제한이 나타나게 된다.

(2) 만성 : 만성의 경우에도 점액낭 주사는 통증의 감소를 기대할 수 있다. 하지만 만성의 경우에는 점액낭을 자극하게 되는 충돌과 그 충돌의 원인에 대한 진단과 치료적 접근 없이는 장기간의 회복을 기대하기는 어렵다. (주사치료외에 Dr.Cho's approch가 꼭 필요하며 더 효율적)

(3) 급만성 모두 재발의 방지를 막기 위한 환자의 어깨관절의 정상 운동과 정렬을 회복하기 위한 분석과 치료는 반드시 필요하다. 또, 앞서 언급한 것과 같이 견봉하 구조의 해부학적인 특성상 견봉하 점액낭염에는 회전근개의 부분 파열이 동반된 경우가 흔하므로 치료 전후에 이에 대한 언급 및 평가는 반드시 필요하다.

4) 주사 방법

견봉의 후면과 외측면의 교차점에서 아래쪽으로 1-2cm 정도 떨어진 곳을 천자점으로 한다. 바늘을 약간 전상방으로 하여 삽입하고 천천히 진입하여 주입 저항이 가장 적은 곳에서 약물을 주입한다. 점액낭의 주사는 대게 주사로 인한 통증이 심한 편에 속한다. 주사를 실시한 날에는 일정 정도 통증이 증가하기도 할 수 있다는 것을 환자에게 미리 고지하여야 한다.

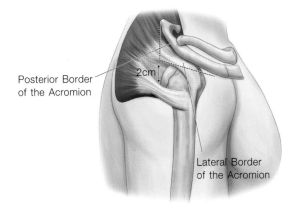
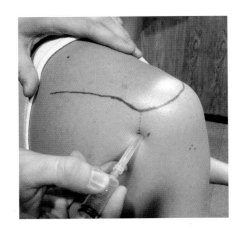

그림 4-5 견봉하점액낭염 주사방법

2. 오구돌기하 점액낭염(Subcoracoid bursitis)

견봉하(삼각근하)점액낭염에 비해 흔하지는 않은 질환이다. 환자는 한쪽의 흉근 주변, 오구돌기 주변의 통증을 호소한다.

1) 검사방법

진찰시 수동 외회전에서 통증이 발생하는데 오구돌기하 점액낭염에서는 특징적으로 상완을 수평면까지 외전하고 외회전을 실시하면 통증과 운동범위 제한이 감소한다. 이는 외회전시의 통증성 운동범위 제한이 대흉근의 스트레치로 인한 점액낭의 압박 때문에 발생하는 것이기 때문인데 상완을 수평면까지 외전하고 외회전을 실시하면 점액낭이 대흉근의 압박을 받지 않는 범위로 이동하기 때문에 통증과 운동범위 제한이 줄어들게 되는 것이다. 또한 수동적 수평 내전 검사(Scarf test)에서 양성이다. 이는 수평 내전 상태에서 점액낭이 견갑과 상완 사이에서 압박되기 때문이다.

2) 감별

Ant. capsule tightness와의 감별은 ant. capsule tightness는 수동 관절운동 범위의 제한이 상완의 위치에 영향을 받지 않고 일정하다는 것이다.

3) 주사 방법

환자의 견갑골을 내전하고 어깨를 움츠리게 한 상태에서 오구돌기를 촉지하고 1-2cm 아래 지점을 천자하여 상후 내측을 향하여 바늘을 진입하여 본터치를 한다. 본터치 확인 후 바늘을 약간 뒤로 빼고 약물을 주입한다.

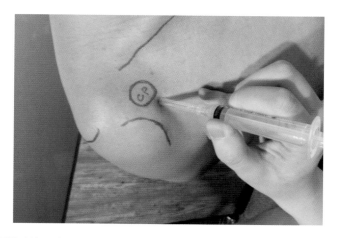

그림 4-6 오구돌기하 점액낭염 주사 방법

3. 견쇄관절(Acromioclavicular joint)의 통증

주로 염좌, 과사용으로 인한 퇴행성 변화, 외상 후 관절염 등이 문제가 된다.

1) 검사 방법

환자는 모든 수동 운동의 끝범위에서 통증을 호소할 수 있으며 특징적으로 수동적 수평 굴곡 내전시 (Scarf test)(그림 4-24)에 통증을 느끼게 된다. 대게 환자는 견쇄관절 부위를 통처로 localizing 하여 말한다. 단, 관절면 아래쪽의 손상시에는 주변으로 연관통이 발생할 수도 있으므로 염두해 둔다.

2) 주사 방법

쇄골의 하연을 내측에서 외측으로 촉지하며 이동하다 보면 쇄골의 외측 끝부분에서 함요된 부분을 찾을 수 있다. 또, 견갑극상와를 내측에서 외측으로 촉지하며 이동하다 보면 견갑와의 외측 끝부분에서 역시 함요되는 부분을 찾을 수 있다. 이 두 점을 연결한 선이 견쇄관절의 관절면과 거의 일치한다. 이 부위에서 관절면을 촉지하여 수직으로 주사하여 저항소실감을 확인 후 주사한다.

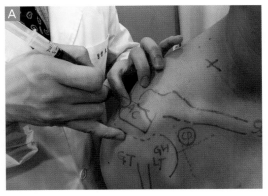 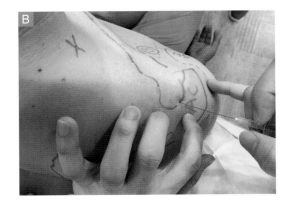

그림 4-7,8 A. 견쇄관절의 주사법1, B. 견쇄관절의 주사법2

4. 회전근개(Rotator cuff)의 건염

• 각각의 회전근개의 병변에 대한 진찰은 저항 검사를 위주로 한다. 저항 검사의 결과를 통증과 약

화 두 가지로 나누어 각각의 조합에 따라 판단할 수 있으나 정말 통증은 전혀 없이 근력만 심하게 약화되어 있는 경우 정도가 아니라면 엄격하게 이 둘의 조합에 따라 결과를 구분하여 진단하는 것은 임상에서는 큰 의미가 없어 보인다. 임상에서는 기본적으로 저항 검사를 통해 해당 회전근개의 문제가 있다는 것을 파악한 이후 해당 회전근개에 특화된 부가적인 진찰을 실시하고 이 문제를 추가적인 영상의학적 검사를 통해 더 정밀하게 진단할 것인가 그렇지 않을 것인가를 선택하면 된다고 생각한다.

• 임상에서는 기본적으로 회전근개의 건염과 부분 파열을 비슷한 정도의 질환으로 놓고 생각하면 된다고 본다. 진단과 치료적인 접근 모두에서 그렇다.

• 기본적으로 회전근개건 자체에 스테로이드를 주사하는 것은 바람직하지 않다. 스테로이드 보다는 일부 소염작용을 가지면서 조직재생에도 도움을 줄 수 있는 자하거약침 등의 주사가 더 바람직한 치료로 보인다.

4-1. 극상근건염 및 부분 파열

저항 외전 양성이며 동통호(Painful arc)가 있는 경우가 많다. 수동 상지 거상 끝범위 통증이 있을 경우 articular side의 문제, painful arc가 있을 시 bursa side의 문제로 구분할 수 있다.

1) 극상근건 부분파열 검사

(1) Empty can test

상지를 전완부 내회전하여 scaption(scapular plane에서의 외전) 90도위에서 하방으로의 압력에 저항시 통증이 있는 것을 양성으로 본다. 견관절 문제가 있는 환자들에 있어서 통증이 잘 유발되는 위치이기 때문에 위양성이 흔한 편이다. 90도 보다 삼각근의 참여가 적은 60도 정도에서 검사하는 것이 더 좋다고 보기도 한다(그림 4-9).

(2) Drop-Arm test

검사자가 환자의 상지를 수동으로 scaption 90도 이상 시킨 후 환자로 하여금 천천히 내리게 한다. 환자가 상지를 천천히 내리다 일정한 위치를 지나면서 이를 유지하지 못하고 뚝 떨어뜨리게 되면 양성이다. 대게 60도 이하에서 나타난다. 60도 이상에서는 삼각근의 근력이 유지가 되기 때문이다(그림 4-10).

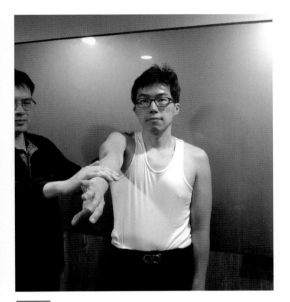

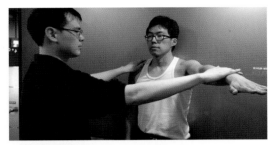

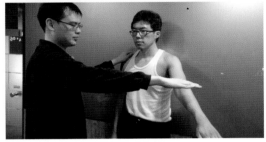

그림 4-9 Empty can test

그림 4-10 Drop-Arm test

2) 주사 방법

극상근은 어깨의 대결절의 상부 조면에 붙는다. 이 대결절을 보다 촉지하기 좋게 환자는 어깨를 열
중쉬어 자세를 취한다. 견봉의 전방과 대결절의 상부 조면을 촉지한다. 이 자리에서 압통점이 있는
곳에 바늘을 수직으로 자입하여 비말 요법으로 건 전체에 충분히 주사한다. 대게 극상근건의 폭은
환자의 시지의 폭 정도라고 본다. 약물 주입시 저항이 많이 느껴진다(그림 4-11).

4-2. 극하근건염

저항 외회전시 양성이며 건-골막부착부의 표재성 병변이 있을 경우 painful arc를 보인다. 수동 상
지 거상 끝범위 통증이 있을 경우에는 심부에 병변이 있는 것이다.

1) 극하근건 부분파열 검사

Resisted ext. rotation test(Scaption)

일반적인 외회전 검사에서 통증과 약화가 나올 경우 극하근건의 부분 파열을 생각할 수 있지만 이

117

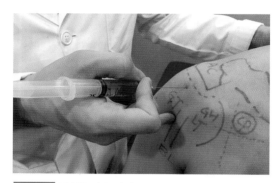

그림 4-11 극상근의 주사법

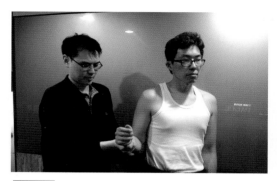

그림 4-12 Resisted ext. rotation test

위치에서는 극상근도 같이 작용하므로 이때 외회전 근력의 약화를 순수한 극하건의 파열로 생각하는 것은 약간 무리가 있다(그림 4-12).

보다 극하근건에 특이적인 근력 검사로 scaption 90도위에서 견관절 외회전에 대한 저항 검사를 한다. scaption 90도위에서는 극상근이 최대 수축 상태로 이때 시행한 저항 외회전 검사는 비교적 극하근의 순수한 근력을 판단할 수 있기 때문이다(그림 4-13).

2) 주사 방법

극하근은 어깨의 대결절의 중간 조면에 붙는다. 환자는 팔꿈치를 지지하여 엎드리던지 통증이 있는 병변 부위를 위로 오게 측와위를 취한다. 견봉 후방각을 촉지하고 외측에서 대결절을 찾는다. 극하근건은 견갑극에 평행하게 지나고 폭은 손가락 두 개의 폭정도가 되므로 참고하여 압통점을 찾아 바늘을 건에 수직으로 자입하고 비말 요법으로 전체에 충분히 약물을 주입한다(그림 4-14).

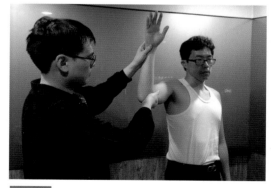

그림 4-13 Resisted ext. rotation test (Scaption 90도)

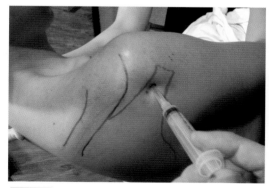

그림 4-14 극하근의 주사법

4-3. 견갑하근건염

저항 내회전 양성(저항 내회전 양성은 견갑하근, 대흉근, 광배근, 대원근의 네가지 구조물의 문제를 의미하나 견갑하근을 제외한 나머지 근육은 내전근으로 작용하기 때문에 저항 내전에도 양성을 보여야 한다)이다. 부착부 위쪽(머리쪽)에 병변이 있다면 상지 거상시 통증이 발생하며 painful arc를 보이고, 부착부 아래쪽에 병변이 있다면 수동적 수평 내전시 통증이 발생한다. 견갑하근이 스트레칭되는 수동 상지 거상, 수동 외회전에서 통증이 발생할 수 있다.

1) 견갑하근건 부분 파열 검사

다른 내회전근(대흉근, 광배근, 대원근)의 작용으로부터 견갑하근을 분리하여 검사할 필요가 있다.

(1) Life off test

견갑하근에 특이적인 근력 검사로 상지를 수동적으로 하요추부까지 내회전한 상태에서 환자가 손등을 요추부에서 떼어보게 한다. 손등을 떼어내지 못하면 양성 소견으로 본다(그림 4-15).

(2) Abdominal compression test

견관절의 운동 제한으로 인하여 손을 등 뒤로 내회전하지 못하는 경우 실시한다. 수근 관절 중립 위치에 주관절 중립 굴곡, 견관절은 내회전하여 손을 복부 위에 올려놓은 자세에서 주관절이 관상면의 위치를 유지한 채 손바닥으로 복부를 압박하도록 한다. 복부 압박시 주관절을 복부에 평행한 관상면을 유지하지 못하거나 수근 관절을 굴곡해서 손끝으로 복부를 압박하는 동작을 양성 소견으로 본다(그림 4-16).

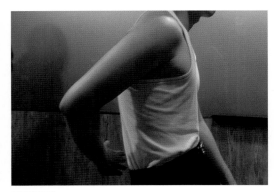
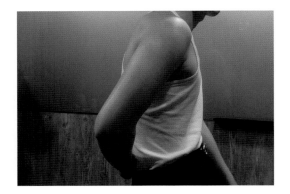

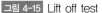
그림 4-15 Lift off test

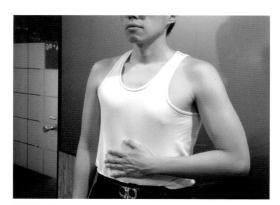

그림 4-16 Abdominal compression test

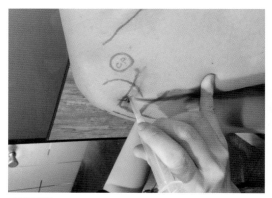

그림 4-17 견갑하근의 주사법

2) 주사 방법

견갑하근은 소결절에 부착한다. 건막은 매우 얇지만 폭은 세 손가락 정도로 넓은 편이다. 오구돌기를 촉지 후 외하측으로 이동하면서 소결절을 촉지하고 압통처를 촉지하여 바늘을 건에 수직으로 자입하고 비말 요법으로 건 전체에 충분히 약물을 주입한다(그림 4-17).

▨ 광범위한 회전근개 파열을 확인할 수 있는 sign

(1) Hornblower's sign

- 양 견관절 scaption 90도 및 전완부의 회내전 위에서 주관절을 굴곡하여 손이 입에 닿도록 하는

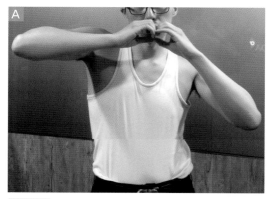

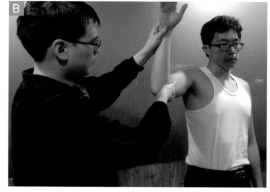

그림 4-18 A. Hornblower's sign 좌측양성, B. Hornblower's sign 다른 방식

데 후상방 회전근개 파열시 견관절 외전을 유지하지 못하고 떨어트리게 된다.

• Hornblower's sign 양성 시 극상근과 극하근, 소원근의 파열을 의심할 수 있다.

• 다른 방식의 Hornblower's sign은 scaption 90도 주관절 90도 상태에서 실시한다. 환자가 견관
 절을 외회전하는 동안 검사자는 이에 저항한다.

• 다른 방식의 Hornblower's sign에서 환자가 정상적으로 외회전을 할 수 없을때 소원근의 문제를
 의심할 수 있다(그림 4-18).

(2) External rotation lag sign

• 견관절 scaption 20도, 주관절 90도 중립 굴곡위에서 견관절을 최대로 수동 외회전한 후, 검사자
 가 손을 놓으면서 환자로 하여금 외회전 상태 유지하라고 했을 때, 이를 유지하지 못하고 내회전
 되는 경우 양성이다.

• External rotation lag sign 양성 시 극상근과 극하근 파열을 의심할 수 있다(그림 4-19).

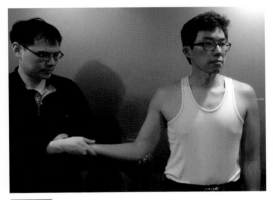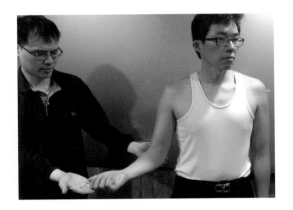

그림 4-19 external roation lag sign

3) Drop sign

• 견관절 scaption 90도, 주관절 90도 중립 굴곡위에서 견관절을 최대로 수동 외회전한 후, 검사자
 가 손을 놓으면서 환자로 하여금 외회전 상태 유지하려고 하였을 때. 이를 유지하지 못하고 내회
 전되는 경우 양성이다.

• Drop sign 양성은 극상근과 극하근의 파열을 의심할 수 있다(그림 4-20).

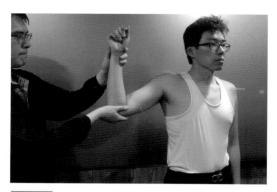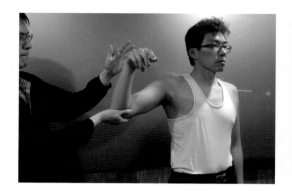

그림 4-20 Drop sign

4-4 상완이두근 장두의 건염

1) 상완이두근 장두건염 검사(Speed test+)

팔을 앞으로 내민 상태에서 손바닥이 위를 향하도록 회외시킨다. 팔꿈치는 완전히 편 상태로 팔을 안쪽으로 돌리며 팔꿈치를 구부리는 동안 검사자는 환자의 힘에 저항한다. 이때 상완이두근구를 눌러보면 통증이 있다.

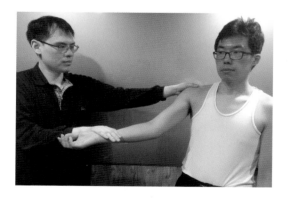

그림 4-21 Speed test

2) 특징

병변은 상완이두근 장두의 상완와 부착부, 건의 관절내 부위, 이두근고랑사이 부위에 발생할 수 있

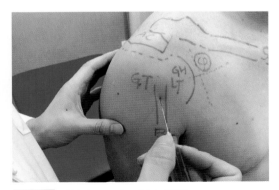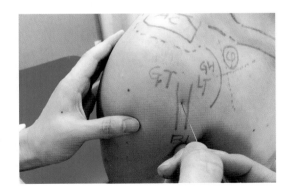

그림 4-22 상완이두근 장두의 주사방법

다. 상완와 부착부 병변은 상지를 머리 위로 올리고 외전하는 동작에서 통증이 가장 심하다. 또, 상완와 부착부 병변은 주로 야구 투수처럼 던지는 동작에서 잘 발생하므로 참고한다. 건의 관절내 부위 병변은 painful arc를 보일수도 있다. 이두근고랑사이 병변은 해당부위의 압통으로 확인한다.

3) 주사 방법

좌위에서 팔은 해부학적 중립자세로 놓는다. 상완이두근구는 대결절과 소결절 사이에 위치한다. 먼저 오구돌기를 촉지하고 외하측으로 이동하면서 소결절을 찾는다. 소결절의 외측에서 상완이두근구를 찾아 압통처를 촉지한다. 압통처를 확인하고 바늘을 건에 수직으로 자입한다. 건 자체에 약물이 주입되지 않게 유의하며 건의 주변에 약물을 주입한다(그림 4-22).

▨ Slap 병변에 대한 검사

O'Brien test(Active compression test)
- 검사자는 한 손은 환자의 어깨를 잡아 들리는 것을 방지하고, 환자의 주관절 신전, 견관절 90도 굴곡, 10도 내전위에서, 환자로 하여금 전완부를 한번은 최대 내회전, 다음은 최대 외회전 하게 하여 검사자의 다른 손으로 하방 부하를 할 때, 환자에게 각각에 대해 저항하게 하는 검사이다. 내회전 상태에서 상완관절의 통증 또는 click을 보이나, 외회전 상태에서는 통증이 감소하는 경우 양성이다(그림 4-23).
- 이 검사에서 견관절 상부의 통증을 호소하는 경우는 견봉쇄골관절의 병변을 의심할 수 있다. 이때는 scarf test로 반드시 감별한다.

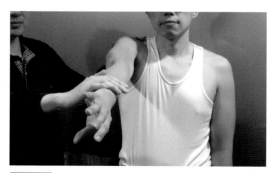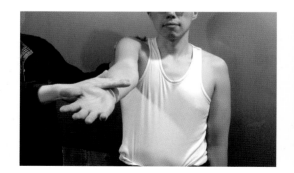

그림 4-23 O' Brien test 방법

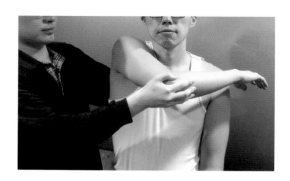

그림 4-24 scarf test 방법

- scarf test는 검사자가 환자의 견관절을 수동적 수평 내전 시켰을때 견봉쇄골관절부위에 통증여부를 확인하는 검사이다. 양성일 경우 견봉쇄골관절의 병변을 의미한다(그림 4-24).

5. Capsulitis

- 특별한 외상이나 장기간 견관절의 활동이 떨어진 병력 등이 없음에도 불구하고 발생하는 어깨 관절의 단관절염을 특발성 유착성관절낭염이라고 한다. 시리악스는 이를 단관절 스테로이드 반응성 관절염이라고 명칭했다. 소위 특별한 이유없이 발생하는 오십견(Frozen Shoulder)도 이 범주라 생각하면 된다. 전 연령에 발생할 수 있지만 대게 50대를 전후하여 많이 발생하는 경향이 있다. 당뇨환자에 보다 많이 발생하는 것으로 되어 있고 한쪽에 발생한 환자는 반대쪽에 발생할 확률이 그렇지 않은 사람보다 높은 것으로 되어 있다.
- 환자의 진찰소견은 내회전<외전<외회전의 순서로 제한이 심한 관절낭 패턴을 보인다.
- 환자는 초기에는 견관절 주위의 통증을 위주로 증상을 호소한다. 시간이 경과하면 통증과 관절운

동 범위 제한 모두가 문제가 되며 이 후 통증이 줄어들게 되면서 관절운동 범위의 제한이 주된 문제로 넘어가는 경향을 보인다. 각 단계별로 살펴보면 다음과 같다.

- 결빙 단계(Freezing stage)로 통증이 서서히 시작되게 된다. 그리고 통증이 심해질 때 어깨의 움직임이 줄어들게 된다. 이 단계는 6주에서 9개월 정도 지속될 수 있다.

- 동결 단계(Frozen stage)로 통증이 서서히 회복되게 된다. 그러나 어깨의 움직임이 뻣뻣하게 된다. 이 단계는 일반적으로 4개월에서 9개월 정도 지속된다.

- 해동 단계(Thawing stage)로 오십견의 임상경과에서 마지막 단계에 해당되며 회복기를 의미한다. 외부적 스트레스로 인한 보상작용이 없는 정상적인 경우 어깨의 움직임이 서서히 회복되게 된다. 이 단계는 일반적으로 5개월에서 26개월 정도 지속되게 된다.

- 오십견의 정상적인 임상경과는 세 단계를 거치면서 어깨의 움직임이 서서히 회복되게 된다. 하지만 비정상적 자세나 외상과 같은 스트레스로 인한 보상작용은 견갑상완 리듬을 억제시키고 짝힘작용의 불균형을 발생시켜 정상적인 임상경과 패턴을 거치지 않는 만성적인 어깨의 기능부전증을 유발시키게 된다.

- 대게 자연적으로 치료되는 것으로 알고 있어 일부에서는 그 치료의 필요성에 대해 의문을 제기하기도 하지만, 그 기간이 길게는 수년에 걸리는 것으로 되어 있고, 일부 보고에서는 관절운동 범위의 완전한 회복이 이루어지지 않는다고도 한다. 통증의 정도가 아주 심하기도 하고 관절운동 범위의 제한은 심각한 일상생활의 제약을 초래한다. 때문에 이에 대한 치료는 반드시 필요하다고 보여진다.

- 치료로서는 관절강내 주사 요법이 제시된다. 관절강내 주사 요법만으로 통증의 대부분이 해결되고 반복적인 주사요법으로 관절운동범위의 제한도 해결된다고 하지만 이러한 병변의 발생 자체에는 비정상적인 견관절의 운동생리가 선행한다. 때문에 주사 요법은 초기 통증이 심한 상태에서 최

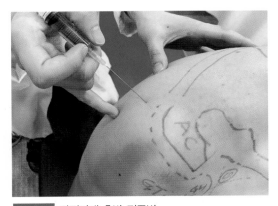
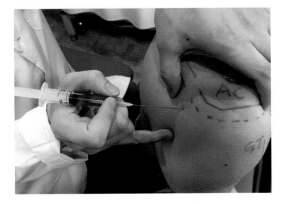

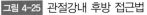 그림 4-25 관절강내 후방 접근법

소한으로 사용하고 이후 관절운동 범위의 회복은 침, 교정, 운동치료 등의 방법으로 정상적인 견관절의 운동 리듬을 회복할 수 있도록 돕는 것이 더 좋은 치료가 될 것으로 생각된다.

• 관절강내 주사 : 환자는 환측의 손을 배에 깔고 엎드릴 수도 있고 보통의 좌위를 취할 수도 있다. 술자는 환자의 뒤에서 시술하지 않는 한쪽 엄지 손가락을 견봉후각에 대고, 검지나 중지를 오구돌기 앞에 놓는다. 엄지 바로 밑에서 1cm 정도 되는 곳을 표시하고 바늘을 자입한다. 바늘은 오구돌기 앞에 놓은 손가락을 향하여 전진시키다 관절면에 닿은 느낌이 나면 약물을 한번에 주입한다. 약물 주입시 저항이 심하게 느껴지면 바늘끝이 관절연골내에 있을수도 있으므로 약간 후진하여 주입한다(그림 4-25).

▨ 신경차단술

주사 방법

• 주사시 방산통을 얻는데 집착하지 않도록 한다. 방산통을 얻는데 집착하여 바늘을 지나치게 조작하다 보면 신경 자체의 손상, 주변 구조물의 손상을 일으킬 가능성이 높아지기 때문이다. 외래에

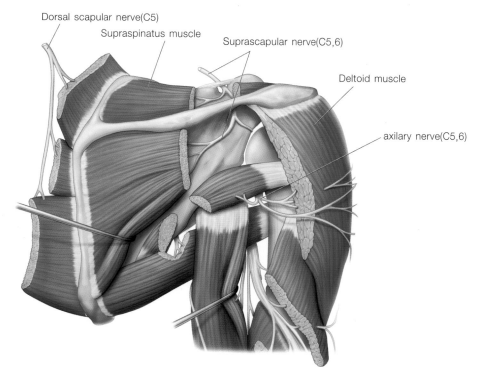

Dorsal scapular nerve(C5)
Supraspinatus muscle
Suprascapular nerve(C5,6)
Deltoid muscle
axilary nerve(C5,6)

그림 4-26 견갑배신경, 견갑상신경, 액와신경의 해부학적 위치

서 치료를 위해 신경차단술을 시행하는 경우라면 적응증만 잘 선택했다면 신경이 주행하는 근방에 약물을 침윤시키는 정도로도 원하는 효과를 충분히 얻을 수 있다(그림 4-26).

- 주사 전 반드시 흡인테스트를 실시한다. 주입 약물에 따라 혈관내로의 주입은 심각한 결과를 초래할 수 있을 뿐 아니라 약물의 혈관내 주입은 신경차단술을 시행하는 효과를 얻을 수도 없다.
- 말초신경의 포착으로 인한 통증과 감각이상에도 아래에서 서술하는 각 신경별 주입 방법과 같게 약침액을 충분한 양만큼 주입하면 비슷한 효과를 얻을 수 있다.

6. 견갑상신경

- C5, 6에서 유래하여 견갑절흔을 지나 견갑골 후면으로 주행한다. 운동신경분지는 극상근과 극하근을 지배하며 감각신경분지는 관절와상완관절과 견쇄관절을 지배한다.
- 견갑상신경차단 : 극상근과 극하근 영역의 통증에 응용이 가능하며, 주된 적응증은 오십견이다. 오십견에서 통증 완화와 운동의 회복에 도움을 주는 것으로 되어 있다. 이는 견갑상신경차단술로 "통증과 통증으로 인한 관절운동의 감소", "관절운동의 감소에 따른 관절기능 상실과 이에 따르는 통증"이라는 악순환의 고리를 끊어 줄 수 있기 때문이다. 또, 통증 자체의 감소로 인하여 도수치료와 자가운동치료의 순응 능력이 향상되기 때문이기도 하다.

방법1 : 가장 확실한 방법은 다음과 같다. 피부 상에 견봉의 끝에서 견갑극의 내측연에 이르는 선을 긋고 이 선의 가운데 점 위에서 척주와 평행한 선을 긋는다. 두 개의 선으로 만들어진 외상방각의 이

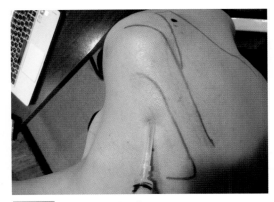

그림 4-27 방법 1의 주사요법

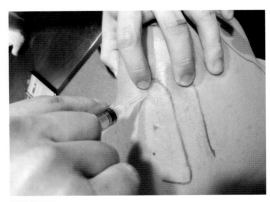

그림 4-28 방법 2의 주사요법

등분선을 긋고, 같은 선상의 2.5cm 부위를 천자하여 극상와 골면에 이를 때까지 바늘을 삽입한다. 골면에 도달하면 바늘을 약간 빼서 내측 전방을 목표로 하여 바늘을 조금씩 움직여 견갑절흔에 도달하게 한 후 약물을 주입하는 것이다. 하지만 영상장비의 유도없이 블라인드하게 위와 같은 방법으로 시도하다 보면 견갑상신경, 견갑상동정맥의 손상 빈도가 증가하며 기흉의 위험도 증가하게 된다(그림 4-27).

방법2 : 기흉의 위험 때문에 임상에서는 다음과 같은 방법으로 하는 것이 보다 안전하며 편리하다. 먼저 견갑극과 쇄골을 보조수의 엄지 손가락과 중지로 잡는다. 견갑극과 쇄골사이에 생긴 함요 부분에 검지를 댄다. 검지 손가락으로 부드럽게 피부를 눌러 손톱으로 표시하여 그 부위를 천자점으로 한다. 바늘을 수직으로 자입하여 극상와 골면에 닿으면 바늘의 위치를 유지한 상태로 방법1 보다 조금 더 많은 양의 약물을 주입한다. 직접적으로 견갑상신경을 목표로 하지 않아도 약물의 확산으로 원하는 효과를 충분히 얻을 수 있다. 이 때 중요한 점은 기흉을 방지하기 위하여 피부 천자 후 바늘의 방향은 수직을 유지해야 한다는 것과 바늘의 본터치를 유지한 채로 약물을 충분히 주입하는 것이다(그림 4-28).

7. 견갑배신경(DSNB, dorsal scapular nerve block)

- 상완신경총에서 유래하는 데 대게 C5 쪽에서 나온다.
- 순수 운동신경이다. 견갑거근과 능형근을 주로 지배한다.
- 중사각근을 뚫고 나와 견갑거근 아래쪽에서 견갑골의 내측연에 평행하게 능형근의 안쪽에서 아래로 주행한다.
- 순수 운동신경이므로 포착이 주된 병증이며 주행 경로의 특징 상 사각근에 의해 포착되는 경우가 많다.
- 견갑배신경차단 : 이론적으로는 중사각근 부위, 견갑거근 부위, 능형근 부위에서 차단이 가능하지만 실제 임상에서 견갑배신경의 정확한 차단은 쉽지 않다. 쉽고 확실한 랜드마크가 없기 때문이다. 그나마 임상에서 접근할 수 있는 방법은 견갑골 상각의 견갑거근 부착부 부근에 주사하는 방법이다. 견갑골 상각을 촉지한 이후 상내측에서 근육층을 손으로 집어 올리고 바늘을 자입하여 부채꼴 모양으로 주변 영역에 충분한 양을 주사한다. 추가로 견갑내측에서 압통이 심한 부위에 직자로 추가 주사할 수도 있다(그림 4-29, 30).

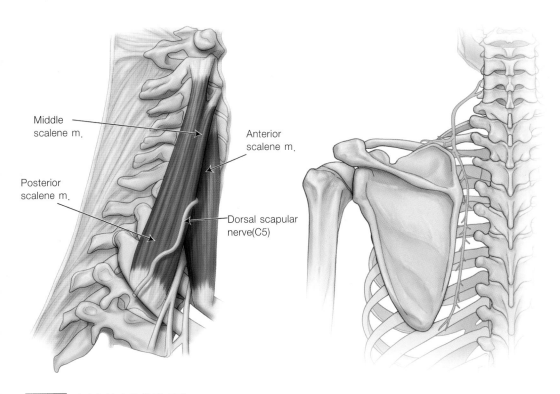

그림 4-29 견갑배 신경 유래 및 주행

Middle
scalene m.

Anterior
scalene m.

Posterior
scalene m.

Dorsal scapular
nerve(C5)

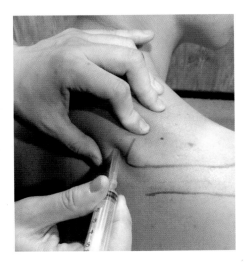

그림 4-30 견갑배 신경 차단 주사법

129

8. 액와신경(Axillary nerve)

- C5, 6에서 유래하여 액와의 사각강 내에서 후회선상완동정맥과 함께 주행한다. 운동신경분지는 주로 삼각근과 소원근을 지배하며 감각신경분지는 상완관절주변 피부와 관절낭의 일부를 지배한다(그림 4-31).
- 액와신경차단 : 주로 소원근의 문제와 삼각근 후외측의 통증을 해결하기 위하여 사용한다. 하지만 실제 액와신경에 대한 접근은 좀 더 중요한 의미를 지니고 있다. 액와신경의 주행경로인 사각강은 소원근, 대원근, 삼두근, 삼각근 사이에 위치한다. 이러한 위치적 특성 때문에 이들 근육의 문제나 잘못된 자세로 인하여 사각강이 좁아지게 되어 액와신경이 압박되는 상황이 발생할 수 있다. 액와신경의 압박은 삼각근과 소원근의 기능저하를 유발하고 이는 상부승모근과 극상근의 과사용을 조장한다. 결국 정상적인 어깨 관절의 운동리듬이 깨어져 어깨충돌증후군, 회전근개의 염증과 손상을 유발할 수 있는 것이다.

주사 방법 : 환자를 앉힌 후 상완골 경부와 상완삼두근, 대원근이 이루는 삼각지점 안으로 바늘을 진입하여 주사한다(환자의 환측의 손바닥을 건측의 어깨에 올리게 해도 된다) 구체적으로 액와라인을 따라 촉지하며 따라 올라가 상완골 경부와 상완삼두근 사이에서 대원근의 상연이 교차하는 지점을 천자점으로 한다. 대게 이 부위를 압박하면 압통이 잘 발생하므로 자입점 확인에 도움이 된다. 피부에 수직으로 바늘을 자입하여 흡인테스트를 한 후에 약물을 주입한다. 상완외측에 방사통이 발생하

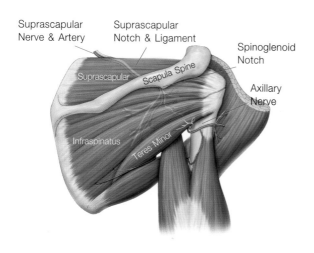

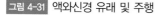
그림 4-31 액와신경 유래 및 주행

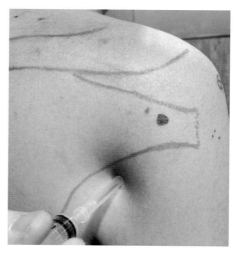
그림 4-32 액와신경 주사방법

거나 주사 후 동일 부위에 감각저하가 발생하면 차단은 잘 된 것으로 볼 수 있다. 하지만 역시 방사통을 얻는 것에 너무 집착하지는 않도록 한다(그림 4-32).

9. 장흉신경(Long thoracic nerve)

- C5,6,7의 배측가지에서 유래한다.
- 순수 운동신경이며 전거근을 지배한다.
- 상완신경총과 액와의 혈관들 뒤에서 아래로, 전거근의 표면 위로 주행한다.
- 신경 자체의 손상은 주로 주행 부위 상의 외과적 수술 혹은 외상에 기인한다. 또, 무거운 배낭을 오래동안 맨 이후에도 신경의 압박 소견이 나타날 수 있다. 장흉신경의 문제는 전거근에 대한 부적절한 지배를 초래한다. 이로 인한 전거근의 저활동은 상부 승모근의 과활동을 초래하고 이로 인하여 정상적인 견관절의 운동리듬이 손상되게 된다(그림 4-33).(견갑골의 상방회전에 대한 상부 승모근과 전거근의 짝힘 운동 참고)
- 주사 : 전거근의 표면에서 압통점을 찾아 근육층을 손으로 잡고 횡자하여 충분한 양을 주사한다.

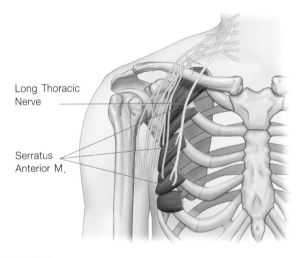
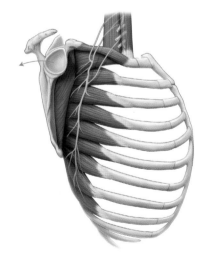

Long Thoracic Nerve

Serratus Anterior M.

그림 4-33 장흉신경의 유래 및 주행

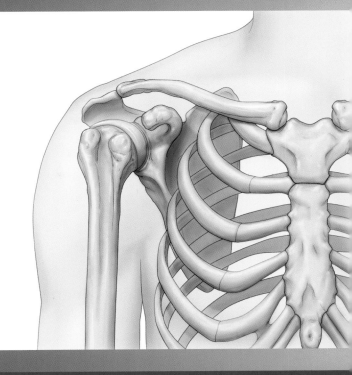

찾아보기

Index